胚細胞腫瘍およびその他の臓器特異的希少腫瘍

Germ Cell Tumors and Other
Organ-Specific Rare Tumors
April 2017 (The 1st Edition)

編集
日本病理学会小児腫瘍組織分類委員会
The Committee on Histological Classification of
Childhood Tumors,
The Japanese Society of Pathology

小児腫瘍組織
カラーアトラス
第7巻
Histological Classification
and Color Atlas of Tumors
in Infancy and Childhood

■■Vol.7

金原出版株式会社

序　文

　本シリーズの前身となる『小児腫瘍組織分類図譜』の刊行は，小児がんの全国登録の基準となる組織分類を作ることを目的に，日本小児科学会および日本小児外科学会の要請を受けて，日本病理学会の中に小児腫瘍組織分類委員会が設置されたことに始まる．全国から委員が選ばれ，1975年に小児肝癌・腎芽腫・神経芽腫群腫瘍の組織分類を内容とした第1篇が刊行され，以降胚細胞腫瘍・脳腫瘍などの図譜が，それらの改訂版を含めて相次いで発刊された．2002年に『小児腫瘍組織分類図譜』は『小児腫瘍組織カラーアトラス』という現代的な名前に変わった．その第1巻「悪性リンパ腫，白血病および関連病変」からは，その分類の基本をWHO分類において国際誌への投稿や国際共同研究への参加に対応しつつ，小児期に頻度の高い疾患に重点を置いて述べる形式をとっている．それに引き続いて第2巻「神経芽腫群腫瘍」，第3巻「骨軟部腫瘍」，第4巻「腎腫瘍」，第5巻「肝臓・胆嚢・膵臓腫瘍」，第6巻「中枢神経系腫瘍」と発刊を重ね，今回18年ぶりに胚細胞腫瘍の改訂に至った．

　近年のシリーズと同様に，最新のWHO分類を基盤としつつ，胚細胞腫瘍の他に，これまで扱われることがなかった臓器に生ずる小児腫瘍も取り上げ，既刊の1～6巻と合わせて，小児腫瘍全体の病理組織画像を網羅することを目指した．このように小児腫瘍の全体を，臓器・組織ごとのシリーズとして扱ったアトラスは，世界的にみてもほとんど例をみないものと思われる．分子生物学的知見を中心とした新たな知識は日々蓄積され，概念の変遷はこれからも続くであろうが，全7巻をもって現在一般に認知されている小児腫瘍の基本的な病理組織画像は，ひととおり集積されたことになる．

　本アトラスの作成にあっては，1982年から継続されている日本病理学会小児腫瘍組織分類委員会症例検討会において検討された多くの症例により得られた知見が，大いに生かされている．また，小児専門医療機関以外の，成人の各種臓器の腫瘍にも詳しい先生方にも小委員会委員・協力者として加わっていただき，幅広い領域を過不足なく記載していただくことを目指した．長い間のご協力に心から感謝申し上げる．また，小委員会をまとめていただいた井上健小委員会委員長に深い敬意と感謝を表したい．この「胚細胞腫瘍およびその他の臓器特異的希少腫瘍カラーアトラス」により，病理医のみならず，小児科・小児外科など小児腫瘍の診療に携わる方々が，希少であるが非常に多様である本腫瘍群へのご理解をより深めていただければ，大変有難いことと思う．

　最後にあたり，本アトラスの作成にご協力いただいた金原出版（株）の関係各位に，またご支援をいただいた「がんの子どもを守る会」に深く御礼を申し上げる．

2017年4月

日本病理学会小児腫瘍組織分類委員会　委員長　田中祐吉

日本病理学会小児腫瘍組織分類委員会
　委員長　田中祐吉
　委　員
　　　井上　　健，大喜多　肇，小田義直，中澤温子，中山雅弘，
　　　浜崎　　豊，平戸純子，藤本純一郎，北條　洋，堀江　弘，
　　　宮内　　潤，森川征彦，横山繁昭
　顧　問
　　　小林庸次，清水興一，秦　順一，若狭治毅

小児胚細胞腫瘍およびその他の臓器特異的希少腫瘍アトラス作成小委員会
　委員長　井上　健
　委　員
　　　岩淵英人，大喜多　肇，孝橋賢一，田中水緒，中澤温子，
　　　柳井広之
　協力者
　　　小木曽嘉文，岸本宏志，木村幸子，高桑恵美，竹内　真，
　　　義岡孝子，吉田牧子

(五十音順)

謝辞
　本カラーアトラス作成にあたっては公益財団法人「がんの子どもを守る会」から治療研究助成を受けた。ここに深甚の謝意を捧げる。

目次

はじめに …………………………………………………………………………………… 3

1 胚細胞腫瘍 Germ cell tumors …………………………………………………… 5

A. 検索材料の取り扱い方 ……………………………………………………… 5

B. 胚細胞腫瘍の組織学的分類 ………………………………………………… 6

C. 組織学的分類の説明 ………………………………………………………… 7

- I. 胚細胞腫瘍 Germ cell tumors ………………………………………… 7
  - イ．分類の方針 …………………………………………………………… 7
  - ロ．分類の説明 …………………………………………………………… 8
    - A) 単一型胚細胞腫瘍 Tumors of a single histological type, pure forms …… 8
      1. ディスジャーミノーマ／セミノーマ／ジャーミノーマ
         Dysgerminoma/Seminoma/Germinoma …………………………… 8
         - 付．精母細胞性腫瘍 Spermatocytic tumor ………………………… 9
      2. 胎児性癌 Embryonal carcinoma ……………………………………… 9
      3. 卵黄嚢腫瘍 Yolk sac tumor …………………………………………… 10
      4. 絨毛癌 Choriocarcinoma ……………………………………………… 12
         - 付．非絨毛癌性栄養膜細胞腫瘍 Non-choriocarcinomatous trophoblastic tumors … 13
      5. 奇形腫 Teratoma ……………………………………………………… 13
         - a) 成熟奇形腫 Mature teratoma ……………………………………… 13
         - b) 未熟奇形腫 Immature teratoma …………………………………… 14
         - c) 単一胚葉性奇形腫 Monodermal teratomas ……………………… 15
           1) 卵巣甲状腺腫 Struma ovarii …………………………………… 15
           2) カルチノイド Carcinoid ………………………………………… 15
           3) 神経外胚葉性腫瘍 Neuroectodermal-type tumors ………… 15
         - 付．奇形腫に関連する病変 ……………………………………………… 15
           ① 腹膜神経膠腫症 Gliomatosis peritonei ………………………… 15
           ② Growing teratoma syndrome ……………………………………… 16
           ③ 体細胞性悪性成分を伴う奇形腫 Teratoma with somatic-type malignancy … 16
           ④ 奇形腫に併発する脳炎 …………………………………………… 16
    - B) 混合型胚細胞腫瘍 Mixed germ cell tumors …………………………… 16
  - 付．Germ cell neoplasia in situ (GCNIS) ……………………………………… 17
  - 付．退縮性胚細胞腫瘍 Regressed germ cell tumors ………………………… 18

ハ．発生部位，好発年齢，臨床病期，予後など ……………………………………… 18
　　A）単一型胚細胞腫瘍 Tumors of a single histological type, pure forms ………… 19
　　　1．ディスジャーミノーマ／セミノーマ／ジャーミノーマ
　　　　Dysgerminoma/Seminoma/Germinoma ………………………………………… 19
　　　2．卵黄嚢腫瘍 Yolk sac tumor ……………………………………………………… 19
　　　3．奇形腫 Teratoma ………………………………………………………………… 19
　　B）混合型胚細胞腫瘍 Mixed germ cell tumors ……………………………………… 20
ニ．文献的考察 ………………………………………………………………………………… 20
　　1．発生母地と原因 …………………………………………………………………… 20
　　2．分子生物学的所見 ………………………………………………………………… 21

②その他の臓器特異的希少腫瘍 …………………………………………………………… 23

A．組織学的分類とその説明 ……………………………………………………………… 23
I．胚細胞腫瘍以外の性腺腫瘍 …………………………………………………………… 23
　イ．分類の方針 ……………………………………………………………………………… 23
　　A）性索間質性腫瘍 Sex cord-stromal tumors ……………………………………… 23
　　B）性腺芽腫 Gonadoblastoma ………………………………………………………… 24
　　C）その他の性腺腫瘍 Other gonadal tumors ……………………………………… 24
　ロ．病理学的所見の説明と文献的考察 ………………………………………………… 24
　　A）性索間質性腫瘍 Sex cord-stromal tumors ……………………………………… 24
　　　1．顆粒膜細胞腫 Granulosa cell tumor …………………………………………… 24
　　　　a）若年型顆粒膜細胞腫 Juvenile granulosa cell tumor …………………………… 24
　　　　b）成人型顆粒膜細胞腫 Adult granulosa cell tumor ……………………………… 25
　　　2．莢膜細胞腫 Thecoma …………………………………………………………… 25
　　　3．セルトリ・ライディッヒ細胞腫 Sertoli-Leydig cell tumor ………………… 25
　　　4．セルトリ細胞腫 Sertoli cell tumor ……………………………………………… 26
　　　5．ライディッヒ細胞腫 Leydig cell tumor ……………………………………… 26
　　　6．硬化性間質性腫瘍 Sclerosing stromal tumor …………………………………… 26
　　　7．輪状細管を伴う性索腫瘍 sex cord tumor with annular tubules（SCTAT）…… 27
　　　8．混合型または分類不能型 Mixed or unclassified type ………………………… 27
　　B）性腺芽腫 Gonadoblastoma ………………………………………………………… 27
　　C）その他の性腺腫瘍 Other gonadal tumors ……………………………………… 28
　　　1．粘液性腫瘍 Mucinous tumor …………………………………………………… 28
　　　2．漿液性腫瘍 Serous tumor ……………………………………………………… 28
　　　3．小細胞癌高カルシウム血症型 Small cell carcinoma, hypercalcemic type ……… 29
II．呼吸器・縦隔腫瘍 …………………………………………………………………… 30

イ．分類の方針 …………………………………………………………………………… 30
　ロ．病理学的所見の説明と文献的考察 …………………………………………………… 30
　　A）良性腫瘍および腫瘍類似病変 ……………………………………………………… 30
　　　1．胸壁過誤腫 Chest wall hamartoma …………………………………………… 30
　　　2．先天性傍気管支筋線維芽細胞性腫瘍 Congenital peribronchial myofibroblastic tumor …………………………………………………………………………… 31
　　　3．Fetal lung interstitial tumor ……………………………………………………… 31
　　B）境界悪性腫瘍 ………………………………………………………………………… 32
　　　1．炎症性筋線維芽細胞性腫瘍 Inflammatory myofibroblastic tumor（IMT）…… 32
　　　2．肺／縦隔ランゲルハンス細胞組織球症 Pulmonary/Mediastinal Langerhans cell histiocytosis ……………………………………………………………………… 32
　　　3．EBV 関連平滑筋腫瘍 EBV-associated smooth muscle tumor ………………… 33
　　C）悪性腫瘍 ……………………………………………………………………………… 33
　　　1．胸膜肺芽腫 Pleuropulmonary blastoma（PPB）……………………………… 33
　　　2．肺カルチノイド Pulmonary carcinoid ………………………………………… 34
　　　3．肺癌（NUT carcinoma を除く）Pulmonary carcinoma other than NUT carcinoma ………………………………………………………………………… 34
　　　4．NUT carcinoma …………………………………………………………………… 35
III．頭頸部領域の腫瘍 ………………………………………………………………………… 36
　イ．分類の方針 …………………………………………………………………………… 36
　ロ．病理学的所見の説明と文献的考察 …………………………………………………… 36
　　1．先天性顆粒細胞腫 Congenital granular cell tumor …………………………… 36
　　2．乳児黒色性神経外胚葉性腫瘍 Melanotic neuroectodermal tumor of infancy …… 36
　　3．若年性喉頭乳頭腫症 Juvenile laryngeal papillomatosis ……………………… 37
　　4．軟骨間葉性過誤腫 Chondromesenchymal hamartoma ………………………… 37
　　5．唾液腺原基腫瘍 Salivary gland anlage tumor ………………………………… 37
　　6．唾液腺芽腫 Sialoblastoma ……………………………………………………… 38
　　7．粘表皮癌 Mucoepidermoid carcinoma ………………………………………… 38
　　8．腺房細胞癌 Acinic cell carcinoma（ACC）…………………………………… 38
IV．甲状腺腫瘍 ………………………………………………………………………………… 40
　イ．分類の方針 …………………………………………………………………………… 40
　ロ．病理学的所見の説明（小児に多い組織型について）……………………………… 41
　　1．乳頭癌 Papillary carcinoma ……………………………………………………… 41
　　　【小児に多い特殊型】………………………………………………………………… 41
　　　　①濾胞型乳頭癌 Papillary carcinoma, follicular variant …………………… 41
　　　　②びまん性硬化型乳頭癌 Papillary carcinoma, diffuse sclerosing variant …… 41
　　　　③充実型乳頭癌 Papillary carcinoma, solid variant ………………………… 41

　　　　④篩型乳頭癌 Papillary carcinoma, cribriform variant ………………………… 41
　　2. 濾胞癌 Follicular carcinoma ………………………………………………… 41
　　3. 髄様癌 Medullary carcinoma …………………………………………………… 41
　　4. その他 ……………………………………………………………………………… 42
　　　a）未分化癌　Undifferentiated (anaplastic) carcinoma …………………… 42
　　　b）低分化癌　Poorly differentiated carcinoma ……………………………… 42
　ハ．文献的考察 ………………………………………………………………………… 42
V. 副腎腫瘍 ……………………………………………………………………………… 43
　イ．分類の方針 ………………………………………………………………………… 43
　ロ．病理学的所見の説明と文献的考察 ……………………………………………… 43
　　1. 副腎皮質腫瘍 Adrenal cortical tumor ………………………………………… 43
　　2. 褐色細胞腫 Pheochromocytoma ………………………………………………… 44
VI. 乳腺腫瘍 ……………………………………………………………………………… 45
　イ．分類の方針 ………………………………………………………………………… 45
　ロ．病理学的所見の説明と文献的考察 ……………………………………………… 45
　　A）上皮性腫瘍 ……………………………………………………………………… 45
　　　1. 分泌癌 Secretory carcinoma ………………………………………………… 45
　　B）線維上皮性腫瘍 ………………………………………………………………… 46
　　　1. 線維腺腫 Fibroadenoma ……………………………………………………… 46
　　　2. 葉状腫瘍 Phyllodes tumor …………………………………………………… 46
　　C）腫瘍様病変 ……………………………………………………………………… 46
　　　1. 若年性乳頭腫症 Juvenile papillomatosis ………………………………… 46
　　　2. 思春期過形成 Pubertal (juvenile または virginal) hypertrophy ……… 47
VII. 心臓腫瘍 ……………………………………………………………………………… 47
　イ．分類の方針 ………………………………………………………………………… 47
　ロ．病理学的所見の説明と文献的考察 ……………………………………………… 47
　　1. 心横紋筋腫 Cardiac rhabdomyoma …………………………………………… 47
　　2. 心線維腫 Cardiac fibroma ……………………………………………………… 48
　　3. 心奇形腫 Cardiac teratoma …………………………………………………… 48
VIII. 消化管腫瘍 …………………………………………………………………………… 48
　イ．分類の方針 ………………………………………………………………………… 48
　ロ．病理学的所見の説明と文献的考察 ……………………………………………… 49
　　1. ポイツ・イェガース症候群 Peutz-Jeghers syndrome ……………………… 49
　　2. 若年性ポリープ／ポリポーシス Juvenile polyp/polyposis ………………… 49
　　3. 家族性大腸腺腫症 Familial adenomatous polyposis (FAP) ………………… 49
　　4. 腺癌 Adenocarcinoma …………………………………………………………… 49
　　5. 消化管間質腫瘍 Gastrointestinal stromal tumor (GIST) …………………… 50

              a）GISTの組織所見 ………………………………………… 50
              b）悪性度の評価 …………………………………………… 50
              c）小児GISTの特徴 ………………………………………… 50
          6. その他の消化管間葉系腫瘍
              Other mesenchymal tumor of the gastrointestinal tract ……………………… 51
  IX. 皮膚腫瘍 ……………………………………………………………………………… 52
    イ．分類の方針 …………………………………………………………………………… 52
    ロ．病理学的所見の説明と文献的考察 ………………………………………………… 53
      A）角化細胞性腫瘍および腫瘍類似病変 Keratinocytic tumors and tumor-like lesions
          ……………………………………………………………………………………… 53
          1. 表皮母斑 Epidermal nevus ……………………………………………………… 53
          2. 基底細胞癌 Basal cell carcinoma ……………………………………………… 53
          3. 扁平上皮癌 Squamous cell carcinoma ………………………………………… 53
      B）メラノサイト系腫瘍および腫瘍類似病変
          Melanocytic tumors and tumor-like lesions ………………………………………… 54
          1. 先天性色素細胞性母斑 Congenital melanocytic nevus ……………………… 54
          付．Proliferative nodules in congenital melanocytic nevus ……………………… 54
          2. スピッツ母斑 Spitz nevus ……………………………………………………… 54
          3. 悪性黒色腫 Malignant melanoma ……………………………………………… 55
              a）通常型 common type ……………………………………………………… 55
              b）小細胞型 small cell type …………………………………………………… 56
              c）Spitzoid型 Spitzoid type …………………………………………………… 56
          付．先天性巨大色素細胞性母斑由来の悪性黒色腫 Melanoma arising in giant
              congenital melanocytic nevus ……………………………………………… 56
      C）付属器系腫瘍および腫瘍類似病変 Appendageal tumors and tumor-like lesions ‥ 56
          1. 乳頭状汗管囊胞腺腫 Syringocystadenoma papilliferum ……………………… 56
          2. 毛母腫 Pilomatricoma …………………………………………………………… 57
          3. 毛芽腫 Trichoblastoma／毛包上皮腫 Trichoepithelioma ……………………… 57
          4. 脂腺母斑 Sebaceous nevus ……………………………………………………… 57
      D）リンパ造血系腫瘍 Hematolymphoid tumors ………………………………………… 57
      E）間葉系腫瘍 Mesenchymal tumors ……………………………………………………… 58

③小児の二次がん ……………………………………………………………………………… 59

文献 …………………………………………………………………………………………… 61
図譜 …………………………………………………………………………………………… 74
索引 …………………………………………………………………………………………… 111

胚細胞腫瘍およびその他の臓器特異的希少腫瘍
（性腺腫瘍・呼吸器腫瘍・内分泌腫瘍など）

Germ Cell Tumors and Other Organ-Specific Rare Tumors

Histological Classification and Color Atlas of Tumors in Infancy and Childhood: VII. Germ Cell Tumors and Other Organ-Specific Rare Tumors

April 2017

The Committee on Histological Classification of Childhood Tumors,
The Japanese Society of Pathology

The Committee on Histological Classification of Childhood Tumors of the Japanese Society of Pathology has been publishing the series of books to standardize the pathological diagnosis of pediatric tumors. This classification system and atlas of pathology is widely utilized for routine pathology practice of childhood tumors and the Japanese Childhood Tumor Registry.

Germ cell tumors are not infrequent in childhood and they characteristically occur not only in the gonads but also in extragonadal regions. The last revision of classification of pediatric germ cell tumors was published in 1999. The major problems in the pathology of germ cell tumors are the variability of morphology among various categories and complicated concepts of pathogenesis of these tumors. The subsequent advance in cell biology research and development of molecular studies made great advances in the understanding of germ cell tumors. Under these circumstances, WHO classifications of tumors of female reproductive organs, the lung, pleura, thymus and heart, the urinary system and male genital organs were revised in 2014, 2015 and 2016, respectively. In these new WHO classifications germ cell tumors in each regions are described separately. The present revision is intended to keep up with these advances. In addition, this issue includes several organ-specific rare tumors, such as gonadal tumors other than germ cell tumors, pulmonary and mediastinal tumors, head and neck tumors, endocrine tumors, mammary gland tumors, cardiac tumors, gastrointestinal tumors and skin tumors, to complement the contents of the series previously published.

The documents and figures are mostly based on numerous cases of germ cell and other organ-specific rare tumors that have been discussed over the pediatric tumor case conference which has been held periodically since 1982. We would be very pleased that this publication could serve as a useful guide for pathologists, oncologists and pediatric surgeons in practice. We sincerely hope that this new atlas will contribute to the understanding of pathological classification of pediatric germ cell tumors and other rare tumors and will be utilized for the diagnosis and treatment for them.

Finally, we would like to express our sincere gratitude to the continuous sponsorship of the Children's Cancer Association of Japan and the helpful advice and efforts of staffs of Kanehara & Co., Ltd.

は じ め に

　胚細胞腫瘍は，小児・若年成人期に発生する固形腫瘍のなかでは，脳腫瘍，神経芽腫に次いで多い腫瘍であり，原始胚細胞が配偶子になるまでの過程で発生するさまざまな腫瘍の総称である。そこには未分化な腫瘍から三胚葉への分化を示す腫瘍まで，多種多様な腫瘍が含まれており，組織像もきわめて多彩である。発生する部位も性腺のほか，主に身体正中線上のさまざまな部位から発生し，発生部位と年齢，組織型との間には関連が強く，予後を含めた統合的な理解が重要である。しかしながら胚細胞腫瘍は，小児科，小児外科に限らず，泌尿器科，産婦人科，胸部外科，脳神経外科など，さまざまな診療科で取り扱われ，病理診断に関するテキストも各臓器の専門書の中で記載されることが多いのが現状である。本書の前身となる『新訂版 小児腫瘍組織分類図譜 第5篇 小児胚細胞腫瘍群腫瘍』は，身体各部位に生じる胚細胞腫瘍をまとめて取り扱った数少ない書であったが，その発刊以降に卵巣腫瘍，精巣腫瘍，縦隔腫瘍，脳腫瘍のWHO分類が相次いで改訂されるとともに，分子生物学的異常に関する知見も蓄積されるようになり，今回改訂版ともいえる本書の発刊に至った。今回の改訂にあたっては，各種胚細胞腫瘍の肉眼的所見，組織学的所見の解説のみならず，胚細胞腫瘍に関連する特異な病変や，近年明らかとなった分子生物学的異常についても解説を加えた。

　小児期には，比較的稀ではあるが非常に多彩な腫瘍が諸臓器に発生することが知られている。序文にも示されているように，本書では，胚細胞腫瘍以外の性腺腫瘍のほか，既刊カラーアトラスではとりあげていない呼吸器・縦隔腫瘍，頭頸部領域の腫瘍，内分泌腫瘍，乳腺腫瘍，心臓腫瘍，消化管腫瘍，皮膚腫瘍について，小児特有の腫瘍，小児期に発生頻度の高い腫瘍を中心に，肉眼的所見，組織学的所見について解説するとともに，近年明らかとなった分子生物学的異常についても記述した。また，小児がんの診療において，治療後の晩期合併症はまれではなく，その中でも二次がんは重要なものの一つである。さまざまな腫瘍が二次がんとして発生することが知られており，今回，最新の知見を含めて二次がんの臨床病理学的特徴を記載した。

　小児胚細胞腫瘍やさまざまな臓器に生じる希少な小児腫瘍において，適切な治療法の選択や基礎的研究・臨床研究の基礎となる病理診断に，本書をお役立ていただければ幸いである。

1 胚細胞腫瘍 Germ cell tumors

A. 検索材料の取り扱い方

　一般的に小児腫瘍は組織像が多彩なことが多いが，特に胚細胞腫瘍ではしばしば多種類の組織型が混在する。悪性成分がごく一部であっても，それらが再発・転移をきたし予後に影響する可能性があるため，十分な肉眼的検索を行った後に適切な部位より切り出し，必要十分量の組織切片の作成を行うことが重要である。本分類は，再発・転移巣や化学療法後の材料にも適用できるが，その旨を記載する。摘出された検索材料は，重量，大きさの計測，肉眼所見の記載，写真撮影を行うことを原則とし，必要な新鮮組織を採取後，できるだけ速やかに十分量の10～20％中性緩衝ホルマリン液に入れて固定する。

1. 摘出検体は最大割面の全面をすべて標本にすることが望ましく，そのほかに検体の最大割面に平行にできるだけ割を加え，肉眼的に異なる所見を示す部位について組織片を切り出す。切り出す数は腫瘍の大きさにもよるが，最大径1cmにつき1個以上を原則とする。
2. 切除断端部はインクなどにてマーキングした後切り出し，組織切片の作成を行う。また胚細胞腫瘍では切り出し時にコンタミネーションをきたすことがあるため，切除断端部の切り出しは腫瘍の割を加える前に行うべきである。
3. 被膜を有する腫瘍では，その破綻の有無を詳細に検索する。
4. 仙尾部の胚細胞腫瘍では尾骨周辺にも未熟あるいは悪性成分が存在していることがあるので十分な検索と同部からの組織切片の作成を行う。
5. 周囲との癒着なども注意深く観察し，周囲組織との境界部は組織切片の作成を行う。
6. 組織分類はホルマリン固定パラフィン切片のHE染色標本で行うが，鑑別診断や腫瘍構成成分を明らかにするためには各種の免疫染色が有用である。免疫染色では，抗原性の失活を防ぐため，固定液や固定時間に注意する。
7. さらに詳細な検索のために以下の要領で腫瘍材料を処理することが推奨される。
    a）染色体分析のために無菌的に腫瘍組織の一部を培養液（RPMI1640など）に入れる。
    b）分子生物学的検索に備えて，新鮮腫瘍組織を液体窒素などにより急速凍結し，-80℃で保存する。
    c）電子顕微鏡的検索には，2.5％グルタールアルデヒド液ならびにオスミウム酸で固定し，樹脂包埋する。
8. 化学療法後の切除標本においては，壊死，線維化，肉芽腫性の反応などをきたすが，奇形腫以外の胚細胞腫瘍の場合は，残存腫瘍細胞の割合を記載する。その際生検標本との対比が重要である。

B. 胚細胞腫瘍の組織学的分類
Histological classification of germ cell tumors and the other related tumors in childhood

Ⅰ．胚細胞腫瘍　Germ cell tumors
　A）単一型胚細胞腫瘍　Tumors of a single histological type, pure forms
　　1．ディスジャーミノーマ／セミノーマ／ジャーミノーマ
　　　　Dysgerminoma/Seminoma/Germinoma
　　2．胎児性癌　Embryonal carcinoma
　　3．卵黄嚢腫瘍　Yolk sac tumor
　　4．絨毛癌　Choriocarcinoma
　　5．奇形腫　Teratoma
　　　a）成熟奇形腫　Mature teratoma
　　　b）未熟奇形腫　Immature teratoma
　　　c）単一胚葉性奇形腫　Monodermal teratomas
　B）混合型胚細胞腫瘍 Mixed germ cell tumors

C. 組織学的分類の説明

I. 胚細胞腫瘍　Germ cell tumors

A） 単一型胚細胞腫瘍　Tumors of a single histological type, pure forms
1. ディスジャーミノーマ／セミノーマ／ジャーミノーマ
   Dysgerminoma/Seminoma/Germinoma
   付．精母細胞性腫瘍　Spermatocytic tumor
2. 胎児性癌　Embryonal carcinoma
3. 卵黄嚢腫瘍　Yolk sac tumor
4. 絨毛癌　Choriocarcinoma
   付．非絨毛癌性栄養膜細胞腫瘍　Non-choriocarcinomatous trophoblastic tumors
5. 奇形腫　Teratoma
   a） 成熟奇形腫　Mature teratoma
   b） 未熟奇形腫　Immature teratoma
   c） 単一胚葉性奇形腫　Monodermal teratomas
   付．① 腹膜神経膠腫症　Gliomatosis peritonei　② Growing teratoma syndrome
   　　③ 体細胞性悪性成分を伴う奇形腫　Teratoma with somatic-type malignancy
   　　④ 奇形腫に併発する脳炎　Encephalitis associated with teratoma

B） 混合型胚細胞腫瘍　Mixed germ cell tumors
   付．Germ cell neoplasia in situ（GCNIS）
   付．退縮性胚細胞腫瘍　Regressed germ cell tumors

イ．分類の方針

　胚細胞腫瘍は胎生期に出現する原始胚細胞（primordial germ cell）に由来するさまざまな腫瘍の総称であり，その中には，未分化な胚細胞の性格を示すものから，胚外組織（卵黄嚢，絨毛）への分化を示す腫瘍，そして三胚葉への分化を示す腫瘍が含まれる。若年者の卵巣腫瘍，精巣腫瘍の中では最も多いが，性腺以外からも発生し，仙尾部，縦隔，後腹膜，頭蓋内（松果体周辺）などの体正中部からの頻度が高い。これらの性腺以外の部位から発生した腫瘍は，胎生期に迷入遺残した原始胚細胞が母地であると考えられている。このように本腫瘍の発生母細胞は，多分化能をもつ原始胚細胞であることを反映して，腫瘍構成成分は極めて多彩である。現在国際的に広く用いられているWHO分類では，胚細胞腫瘍を単一型と混合型に大別し，単一型として，未分化な胚細胞腫瘍と胎児性癌，胚外組織への分化を示す卵黄嚢腫瘍と絨毛癌，

そして三胚葉への分化を示す奇形腫を採り上げている。なお従来、多数の胚様体が出現する腫瘍として多胎芽腫を単一型の組織型として分類していたが、現在多胎芽腫は独立した単一型の組織型としては採り上げられておらず、胚様体を未熟奇形腫や混合型胚細胞腫瘍にときに出現する成分として位置づけている[1,2]。

以上の点をふまえて、本アトラスではWHO分類に準拠しつつ、小児胚細胞腫瘍が性腺だけではなく性腺外にも好発することを考慮し、小児の特殊性について加味したものとした。

ロ．分類の説明
A）単一型胚細胞腫瘍　Tumors of a single histological type, pure forms
1. ディスジャーミノーマ／セミノーマ／ジャーミノーマ　Dysgerminoma/Seminoma/Germinoma（図1～5）

本腫瘍は発生部位により名称が異なっており、卵巣に発生した場合はディスジャーミノーマ（未分化胚細胞腫）、精巣・縦隔ではセミノーマ、その他の部位ではジャーミノーマ（胚細胞腫）と呼称されている。

　肉眼的所見：充実性の腫瘍で表面は平滑あるいは分葉状である。硬さは軟らかいものが多いが、線維成分に富むものでは弾性硬を示す。割面では褐色から淡黄色で、均質であり、ときに出血や壊死、嚢胞状変性を認めることがあるが、通常広範囲に及ぶことはない。

　組織学的所見：均一なシート状に配列する腫瘍細胞より構成され、線維血管性の隔壁様構造をもつ。腫瘍細胞は未分化で、原始胚細胞に類似するが、豊富な明るい細胞質と、1～2個の大型で明瞭な核小体を伴う類円形核をもつ。細胞質にはグリコーゲン、脂質などが含まれ、PAS陽性を示す。細胞境界は明瞭である。さまざまな程度に核分裂像を認め、ときに多形性が強く、核分裂像が目立つことがあるが、予後には影響しないとされている[3]。稀に腫瘍細胞は索状の配列や偽腺管状の配列を示すことがある[4]。腫瘍細胞間あるいは線維血管性の隔壁様構造には、成熟したリンパ球が浸潤しており、しばしばリンパ濾胞を形成する。リンパ球以外に、形質細胞や好酸球浸潤をきたしたり、組織球浸潤が強く、異物巨細胞やラングハンス型巨細胞を伴う肉芽腫性炎症を伴うことがある。特に頭蓋内のジャーミノーマでは、肉芽腫性の炎症が目立ち、腫瘍細胞がごくわずかなこともあるため、詳細な組織学的検索が重要である[5]。稀に線維性の隔壁構造が癒合し、びまん性の線維化・硬化像をきたすことがある[6]。また合胞体栄養膜様巨細胞 syncytiotrophoblastic giant cell（STGC）を伴う場合があり、稀に集塊をつくることがあるが、細胞性栄養膜細胞をもたないことなどより絨毛癌とは区別される[7]。多くの例では血清腫瘍マーカーの有意な上昇はみられないが、STGCを伴う例では、しばしば血清 β-human chorionic gonadotropin（β-hCG）の上昇をみる。なお本腫瘍のみならず、胚細胞腫瘍全般的に関わることであるが、周囲組織の血管ないしリンパ管侵襲を認めた場合には、切り出し時のコンタミネーションとの区別を慎重につける必要がある。表面に腫瘍細胞が多数付着し、脈管内に浮遊する腫瘍細胞が見出された場合は、コンタミネーションの可能性を考慮す

べきである。

　免疫組織化学（表 1）：胎盤性アルカリフォスファターゼ（PLAP），c-kit（CD117），podoplanin（D2-40）が細胞膜に陽性を示し，OCT3/4, SALL4, SOX17, NANOG が核に，Lin28 が細胞質にびまん性に陽性を示す[8, 9]。ただし胚細胞性腫瘍において PLAP は特異性が低いことなどから有用性はやや低い。Cytokeratin はときに弱陽性を示すが，Glypican-3, AFP, CD30 は通常陰性である[10]。STGC は hCG ならびに cytokeratin 陽性となる。

付．精母細胞性腫瘍　Spermatocytic tumor

　従来精母細胞性セミノーマとされていたが，現行の精巣 WHO 分類ではセミノーマとは異なる腫瘍との観点から，精母細胞性腫瘍と呼称されている[2]。基本的には成人の腫瘍であるが，ごく稀に思春期に発生することがある[11]。リンパ球類似の小型の細胞から，直径約 100 μm を示す大型細胞までさまざまな大きさの細胞よりなる精巣腫瘍である。多くは中型の細胞より構成され，核は円形で，クロマチンは微細顆粒状に凝集する。細胞質は好酸性で，グリコーゲンは明らかではない。大型核をもつ細胞が特徴的であり，精母細胞に認めるようなフィラメント状ないし糸状のクロマチンを示す。また陥凹する核をもつことがある。核分裂像が目立ち，しばしば異型核分裂像が認められる。間質のリンパ球浸潤や肉芽腫性の炎症は伴わない。Germ cell neoplasia in situ（GCNIS）の成分は認めず，停留精巣との関係も明らかではない。ときに高悪性度の肉腫成分を伴うことが知られている。免疫組織学的には，セミノーマで陽性を示す多くのマーカーは通常陰性である[12]。

2．胎児性癌　Embryonal carcinoma（図 6～9）

　全体が胎児性癌からなる例は稀であり，多くは混合型胚細胞腫瘍の成分として認められる。
　肉眼的所見：割面は充実性で，褐色調ないし灰白色調を示し，しばしば出血・壊死巣が認められる。
　組織学的所見：充実性，管状，乳頭状に配列する細胞より構成され，しばしば出血や壊死・線維化巣を伴う。腫瘍細胞は未分化で，初期の胚芽内部を構成する細胞に類似し，比較的大型

表 1．胚細胞腫瘍における免疫組織化学

	CK AE1/3	PLAP	OCT3/4	c-kit	D2-40	Glypican-3	AFP	hCG	CD30	SALL4	SOX2	SOX17	NANOG	Lin28
Dysgerminoma/Seminoma/Germinoma	v	+	+	+	+	−	−	−	−	+	−	+	+	+
Spermatocytic tumor	−	−	−	v	−	−	−	−	−	+	−	−	−	v
Embryonal carcinoma	+	+	+	−	−	−	v	−	+	+	+	−	+	+
Yolk sac tumor	+	v	−	v	−	+	+	−	−	+	−	v	−	+
Choriocarcinoma	+	+	−	−	−	−	−	+	−	v	−	−	−	+

CK = cytokeratin, v = variable

で，多形性が強く，核は一般的に明るく空胞状で，繊細な核クロマチンと大型で明瞭な核小体をもつ．核分裂像が目立ち，しばしば異型核分裂像を伴う．細胞質は豊富で，好酸性のものから両染性で顆粒状のものまで認められ，ときに淡明な細胞質を示す．細胞膜は不鮮明で，核が重積し合胞体形成の傾向を認める．また合胞体栄養膜様巨細胞が腫瘍細胞間に認められることも多い．間質の介在は乏しく，リンパ球浸潤も原則としてほとんど認めない．これらの細胞が充実状，腺管状あるいは乳頭状の配列を示しながら増殖するが，乳頭状の構造を示す場合に，外側に大型円柱状の細胞，内側にやや扁平な上皮が増殖する2相性構造を示すことがあり，それらは平行状の層を形成して，"ネックレス状"に配列する．このような構造が主体を示すものをびまん性胎芽腫 diffuse embryoma と呼称するが，やや扁平な上皮が小嚢胞状や小型の血管を取り囲むように配列し，卵黄嚢への分化が窺われることが多く，現行の精巣 WHO 分類では混合型胚細胞腫瘍の亜型としている[2]．充実性に増殖する場合は，卵黄嚢腫瘍，ディスジャーミノーマ／セミノーマ／ジャーミノーマとの鑑別が必要であり，特に後者との鑑別は予後や治療反応性の面から重要である．一般的には胎児性癌の腫瘍細胞は細胞境界が不明瞭で，より大型の核を有し，核縁が不整で，核小体も不整形のものが多い．

免疫組織化学（表1）：Cytokeratin，PLAP，OCT3/4，CD30，SALL4，SOX2，NANOG，Lin28 が陽性を示す．AFPが巣状にさまざまな程度に陽性を示すこともあるが，c-kit（CD117），hCG，SOX17 は陰性である．これらのうちいくつかの抗体を組み合わせて検討することが重要である[13]．

3. 卵黄嚢腫瘍　Yolk sac tumor（図11〜23）

胎生期の体外胚組織である卵黄嚢（図10）を模倣し，卵黄嚢と尿膜管に分化する体外間葉組織，あるいは腸管，肝などの体細胞組織への分化を示す悪性胚細胞腫瘍である．乳児・小児期では最も頻度が高い組織型であり，乳児期では仙尾部に好発する．現在の精巣の WHO 分類では，思春期前型の卵黄嚢腫瘍と思春期後型の卵黄嚢腫瘍に大別しているが，小児では前者がそのほとんどを占める[2]．思春期後型では，後述する GCNIS をしばしば伴い，混合型の一成分として認められることが多い．血清 α-fetoprotein（AFP）が上昇し，卵黄嚢腫瘍の腫瘍マーカーとして知られており，後述のように免疫組織学的にも AFP が陽性となる．胎児性癌でも血清 AFP が上昇することがあるが，他の組織型で AFP が上昇している場合は，卵黄嚢腫瘍の混在について入念に検索することが重要である．

肉眼的所見：境界は比較的鮮明で，割面は主に灰白色〜黄色調でゼラチン状の均一な外観を示し，充実部が多いが，しばしば出血，壊死やさまざまな大きさの嚢胞状構造を伴うことがある．

組織学的所見：さまざまな組織形態を示し，不均一で多彩な像を呈する．腫瘍細胞は扁平，立方状，円柱状で，グリコーゲンや脂肪を含む淡明で空胞状あるいは淡好酸性の細胞質をもつ．細胞膜は不明瞭である．核はクロマチンに富み，大型不整形で，明瞭な核小体を伴う．い

表2. 卵黄嚢腫瘍における組織パターン

微小囊胞状あるいは網状　microcystic or reticular
大囊胞　macrocystic
内胚葉洞　endodermal sinus
多小胞状卵黄嚢　polyvesicular vitelline
腺管　glandular
充実性　solid
乳頭状　papillary
粘液腫状　myxomatous
肝様　hepatoid
腸管様　enteric

くつかの組織パターンが知られており（表2），同一腫瘍内に複数の組織パターンが複雑に組み合わさって存在する例がほとんどであるが，全体が均一なパターンで占められることも稀に報告されており注意を要する[14,15]。精巣では胎児性癌との鑑別が重要であるが，胎児性癌ではより大型の円柱状の細胞からなり，卵黄嚢腫瘍ほど多彩な像は示さない[16]。

ここでは主要な組織パターンについて採り上げる。

1) 微小囊胞状あるいは網状パターン　microcytic or reticular pattern

立方状ないし扁平な腫瘍細胞が囊胞状あるいは網状に配列し，大小の空隙を形成する。細胞質内にはさまざまな大きさの空胞が含まれており，核は水疱状で，さまざまな大きさを示すが，通常小さく，しばしばPAS陽性の硝子滴が細胞内外に認められる。AFPは網状構造を形成する腫瘍細胞や囊胞状構造に陽性を示し，硝子滴には陰性のことも多い。このパターンは最も出現頻度が高い。

2) 内胚葉洞パターン　endodermal sinus pattern

ラット胎盤の内胚葉洞に類似し，立方状ないし扁平な腫瘍細胞が，薄い壁をもつ血管性の結合織を取り巻くように増殖し，類洞状の構築を示す。しばしば上皮様の腫瘍細胞が血管を軸として配列し，その外側に空隙が形成され，さらに一層の扁平な腫瘍細胞により被覆された洞構造がそれらを包むように配列し，腎糸球体に類似した構造が認められるが，Schiller-Duval bodyと呼ばれる。Schiller-Duval bodyは卵黄嚢腫瘍の代表的かつ診断的価値のある所見であるが，ときに不明瞭で，非定型的なことがある。またこのパターンは複雑な迷路模様を呈することもある。

3) 多小胞状卵黄嚢パターン　polyvesicular vitelline pattern

扁平な中皮様の細胞にて被覆された小胞状あるいは囊胞状構造が不規則に配列し，ヒト初期胚の二次卵黄嚢に類似する。囊胞状構造はしばしば互いに隣接し，砂時計型を呈する。周囲には線維性の豊かな間質を伴う。内面を被覆する扁平な細胞は立方状の上皮や粘液を含む円柱状の上皮に移行する像を示す。多くは内胚葉洞パターンなどと混在するが，稀に全体がこのようなパターンを示すことがある[14]。

4) 腺管パターン　glandular pattern

豊富な淡明な細胞質をもつ立方ないし円柱状の細胞が腺管状の配列を示し，分化の程度はさまざまである。しばしば核下空胞をもち，分泌初期の子宮内膜腺に類似することも多い[17, 18]。特に原始腸管類似の場合は腸管様パターン enteric pattern と表現されることがあり，奇形腫との鑑別がときに困難となるが，奇形腫の腺管と異なり，周囲に平滑筋は伴わないことが多く，腺管以外の成分にも注意を払うことが肝要である[19]。

以上のほかにしばしばみられるものとして，充実性パターンや乳頭状パターンが知られており，充実性パターンが主体の場合は，セミノーマに類似するが，リンパ球浸潤や線維性隔壁を欠くことが多く，核はより多形性が強い。その他肝細胞に類似した細胞が認められる肝様パターンがあるが小児では稀である[18]。

免疫組織化学（表1）：Cytokeratin, Glypican-3, AFP, SALL4, SOX17, Lin28 が陽性を示す。AFP の発現の程度はさまざまであり，AFP が陰性でも卵黄嚢腫瘍は除外できない。PLAP も陽性を示すことが多く，ときに c-kit（CD117）も陽性を示すことがあり注意が必要である。通常 OCT3/4, D2-40, CD30, hCG, SOX2, NANOG は陰性であり，その他の胚細胞腫瘍との鑑別に有用である。硝子滴は α1 アンチトリプシンが陽性を示し，そのほか肝様成分は hepatocyte mitochondrial epitope（Hep Par-1）が陽性となり，腸管様の成分は CDX2 が陽性となる[20, 21]。

4. 絨毛癌　Choriocarcinoma（図24, 25）

合胞体栄養膜様巨細胞，細胞性栄養膜細胞より構成される腫瘍であるが，多くは他の胚細胞腫瘍を伴う混合型の成分であり，単一型として認められることは稀である[22]。ときに生後1年以内での発生例が報告されており，胎盤絨毛癌の転移としても報告されている[23]。ほとんどの例で血清 β-hCG が高値を示し，思春期早発症を示すこともある。なお他の組織型においても合胞体栄養膜様巨細胞を伴う場合には血清 β-hCG が上昇することがある。予後は不良で，発見時にすでに進行していることも多い[24]。

肉眼的所見：出血・壊死が目立ち，血腫様にみえることも多く，肉眼的に腫瘍組織を同定することが困難な場合がある。

組織学的所見：単核の細胞性栄養膜細胞と，多核の合胞体栄養膜様巨細胞に由来する腫瘍細胞より構成され，前者は多角形あるいは円形ないし卵円形で，淡明な細胞質をもち，細胞境界は明瞭である。核は濃染する小型のものと，大型で水泡状の核をもつ細胞が認められる。合胞体栄養膜様巨細胞は，複数の濃染核をもつ大型の細胞で，好酸性から両染性の不整形の細胞質をもつ。細胞性栄養膜細胞は，通常腫瘍の中心に存在し，合胞体栄養膜様巨細胞はその辺縁部に不規則に配列する傾向を示す。中間型栄養膜細胞も混在している。腫瘍胞巣の周囲には，拡張した類洞様血液腔が認められる。出血，壊死傾向が強く，ときに腫瘍細胞が凝血塊の辺縁にわずかに存在することがあり，注意深く検索することが重要である。

免疫組織化学（表1）：Cytokeratin が多くの細胞に陽性となり，合胞体栄養膜様巨細胞は hCG，インヒビン，Glypican-3，Lin28 が陽性を示す。PLAP も種々の程度に陽性を示すが，部分的なことも多い[25]。

付．非絨毛癌性栄養膜細胞腫瘍　Non-choriocarcinomatous trophoblastic tumors

　栄養膜細胞への分化を示す絨毛癌以外の胚細胞腫瘍であり，placental site trophoblastic tumor, epithelioid trophoblastic tumor, cystic trophoblastic tumor の3型が知られているが小児ではいずれも極めて稀であり，詳細は成書を参照されたい[2]。

5．奇形腫　Teratoma（図 26〜39）

　通常2あるいは3胚葉に由来する組織の無秩序な増殖よりなる腫瘍であり，さまざまな部位に発生するが，仙尾部，後腹膜，頸部，上顎，頭蓋内に好発する。胎児・新生児においては奇形腫と双胎由来の組織との区別が困難なことがあり[26]，中でも後腹膜に単一の腫瘤として存在することが多い fetus-in-fetu との区別がときに問題となる。奇形腫では自律性の増殖を示すが，fetus-in-fetu では，その増殖能力は限られている。奇形腫では脊柱の形成は認めないが，fetus-in-fetu では通常脊柱の形成を伴っている点などより鑑別する[27,28]。

　肉眼的所見：表面は被膜で覆われ，割面は多彩で，囊胞成分が優位なものから，充実部と囊胞部が混在したもの，充実成分が優位なものなどがある。囊胞成分には，毛髪，皮脂や角質，漿液性あるいは粘液性の液体を含む。充実部はゼラチン状で，灰白色から赤褐色であり，骨，軟骨，歯，脳などが含まれる。

　組織学的所見：多彩な組織像を示すが，構成成分により①成熟奇形腫，②未熟奇形腫，③単一胚葉性奇形腫に大別される。ただし精巣の奇形腫については，予後や臨床的取り扱いに差がみられないとする観点から現行の WHO 分類では"成熟""未熟"の亜分類は設けられていないが，GCNIS を伴う思春期後型の奇形腫と GCNIS を伴わない思春期前型の奇形腫に大別しており，小児ではその多くは思春期前型である[2]。

　a）成熟奇形腫　Mature teratoma

　高度に分化・成熟した2〜3胚葉成分が混在した腫瘍であり，未熟な成分は含まない。外胚葉成分としては，皮膚と皮膚付属器，成熟した神経細胞とグリア組織からなる中枢神経組織，脈絡叢，網膜組織，歯牙など，中胚葉成分としては，脂肪組織，軟骨・骨組織，骨格筋，平滑筋など，内胚葉成分としては，気道粘膜，消化管粘膜，甲状腺，膵などが認められる（図29, 30）。各構成成分は器官構造を模倣するように配列し，その傾向は成人でみられる思春期後型の奇形腫より顕著とされている。前縦隔の奇形腫では膵組織を含む頻度が高い傾向がある[29]。囊胞性で，付属器を伴った皮膚様構造が主体のものは，皮様囊腫 dermoid cyst とも呼ばれ，主に卵巣でみられる。また，付属器を欠く重層扁平上皮に裏装された単胞性囊胞のみからなるものは，類表皮囊胞 epidermoid cyst と呼ばれ，主に精巣でみられる。類表皮囊胞については，

b）未熟奇形腫　Immature teratoma

　成熟奇形腫と同様に2～3胚葉成分よりなるが，未熟な胎児組織に類似した成分が，種々の程度に混在する。特定の分化を示さない未分化な間葉成分が混在することも多い。最も頻度の高い未熟な成分は，神経外胚葉組織であるが，濃染核をもつ円柱状の細胞が原始神経管を模倣して管状に配列する。ときに細胞密度が高い未熟なグリア成分をもつ。そのほかに未熟な軟骨，腎芽腫に類似した後腎芽組織や横紋筋芽細胞なども認めることがある[30]。これらの成分は胎芽期のものから成熟したものまでさまざまであり，腫瘍内に不規則に分布し，成熟奇形腫に認められるような器官構造を模倣した整然とした配列とは異なっている。またさまざまな程度で細胞異型を示すことがあり，高度異型を示す腺管や，軟骨肉腫類似の軟骨組織などを認めることがある。成熟した成分が主体の場合は成熟奇形腫との鑑別が問題となることがあるが，またその一方，卵黄嚢腫瘍などの悪性胚細胞腫瘍の成分を含んでいることもあるため，注意深い検索が重要である。また非腫瘍成分として反応性の血管増殖が顕著となることがある[31]。

　ときにごく一部に胚様体や AFP 陽性の卵黄嚢様成分を含んでいることがある。典型的な胚様体は，受精後13～15日の胎生初期胚に類似し，高円柱上皮様の外胚葉成分および立方ないし扁平な細胞の内胚葉成分からなる胚盤と，それぞれの側に羊膜腔と卵黄嚢に類似した構造をもつ。さらにそれらの周囲には胚外間葉組織と栄養膜細胞が認められる。羊膜腔，卵黄嚢から消化管や肝臓への移行がみられることがあり，卵黄嚢と胎芽の肝組織は AFP が陽性である。多数の胚様体を認める場合は，従来多胎芽腫 polyembryoma として分類されていたが，胚様体は，未熟奇形腫や混合型胚細胞腫瘍にときに出現する一成分であり，現行の WHO 分類では，多胎芽腫を独立した単一型の組織型としては採り上げていない[1,32]。

　未熟奇形腫の内部に卵黄嚢様成分が混在する例では，卵黄嚢腫瘍との鑑別が必要であるが，全体像の把握が重要であり，全体に対してごく一部の顕微鏡的成分である場合には focal embryoid components（図38）として付記するとともに悪性化の可能性を考慮し，慎重なフォローアップが必要とされる[33]。

　卵巣の未熟奇形腫では，未熟な神経上皮成分の相対的な量に基づき Grade 1 から Grade 3 までの Grade を付記し[34]（表3），他の部位では一定の規定はないが，卵巣での取り扱いに準じて Grade を付記することが望ましい。また現行の卵巣腫瘍 WHO 分類によると，臨床的取

表3．卵巣未熟奇形腫の Grading

Grade 1	未熟な神経上皮成分を最も多く含む標本において，同成分の合計面積が，低倍率（対物×4）で1視野の範囲に収まる
Grade 2	未熟な神経上皮成分を最も多く含む標本において，同成分の合計面積が，低倍率（対物×4）で3視野をこえない範囲に収まる
Grade 3	未熟な神経上皮成分を最も多く含む標本において，同成分の合計面積が，低倍率（対物×4）で3視野をこえる範囲を占める

（卵巣腫瘍・卵管癌・腹膜癌取扱い規約 病理編，第1版，2016による）

り扱いの観点を重視した Low grade と High grade の二分類法を使用することも多くなりつつある。Low grade は Grade 1 に High grade が Grade 2 と Grade 3 に相当する[35]。なお神経外胚葉成分以外の未熟な成分についても考慮すべきではあるが，その取り扱いについては明記されていない。

c) 単一胚葉性奇形腫　Monodermal teratomas

奇形腫のうち腫瘍の大部分が単一の体細胞成分より構成されるものであり，卵巣甲状腺腫 struma ovarii，高分化神経内分泌腫瘍（カルチノイド carcinoid），神経外胚葉性腫瘍 neuroectodermal tumors が含まれる。

1) 卵巣甲状腺腫　Struma ovarii

甲状腺類似の組織よりなる病変で，内腔にコロイド様物質を伴う。単一胚葉性奇形腫では最も頻度が高い。

2) カルチノイド　Carcinoid

消化管の高分化神経内分泌腫瘍に類似した腫瘍で，卵巣では2番目に頻度が高い単一胚葉性奇形腫である。ただし多くは奇形腫の一成分として認められる。小児，成人いずれにも発生するが，小児には稀である。

3) 神経外胚葉性腫瘍　Neuroectodermal-type tumors

ほとんどが神経外胚葉組織よりなり，中枢神経系腫瘍類似の所見を示す。幅広い年齢層に生じるが若年者に多い。上衣腫，星細胞腫などの分化したものから PNET，髄芽腫などの未分化なもの，あるいは膠芽腫類似の所見を示すものなどが知られている[36,37]。

付．奇形腫に関連する病変

①腹膜神経膠腫症　Gliomatosis peritonei（図40）

卵巣，後腹膜などの奇形腫において，被膜破綻をきたした場合などに，奇形腫成分，特に成熟グリア組織が大網や腸間膜などの腹膜に多発性の結節を形成することがある。ただし腹膜神経膠腫症は必ずしも腹膜播種による病変を意味するものとは限らず，近年マイクロサテライト領域の多型性の比較により，腹膜神経膠腫症の一部は卵巣奇形腫由来ではなく，腹膜に存在する多分化能をもつ体細胞由来であることが示唆されており，グリア組織への分化を誘導する成長因子により引き起こされていると報告されている[38,39]。ただし，腹膜神経膠腫症の結節の中には，稀に皮膚，腸管，軟骨などの組織への分化を示す部分や毛髪などが見出されることもあり，またリンパ節内に同様の成熟グリア組織よりなる結節（リンパ節神経膠腫症 nodal gliomatosis：図41，42）が見出されることがあるなど，腹膜細胞由来では説明の困難な現象も知られており，今後のさらなる検討が必要と考えられる[40,41]。腹膜神経膠腫症は臨床病期Ⅲであるにもかかわらず，予後は良好であるが，稀には血管増生をきたした腹膜から出血をきたすことや悪性転化することも報告されている[42]。

② Growing teratoma syndrome

　奇形腫に関する比較的稀な病態として，混合型胚細胞腫瘍などの化学療法後，あるいはその途中に腫瘍マーカーなどは正常化するものの，腫瘍そのものが増大傾向を示し，病理組織学的に成熟奇形腫の成分のみから構成されていることがあり，growing teratoma syndrome と呼ばれている[43,44]。成熟奇形腫の成分は化学療法に対する感受性が低いため，病変が多発した場合には完治が困難なことが多い。

③体細胞性悪性成分を伴う奇形腫　Teratoma with somatic-type malignancy

　他の臓器や組織でみる体細胞性の悪性腫瘍が奇形腫に発生することがあるが，小児での発生は稀である。卵巣では成熟嚢胞奇形腫内に扁平上皮癌が発生することが知られているが，その他腺癌をはじめとしてさまざまな悪性腫瘍の発生が報告されている。一方精巣では悪性化の頻度は少ないが，卵巣では扁平上皮癌が多いのに対して，精巣や縦隔では横紋筋肉腫や血管肉腫，平滑筋肉腫などの種々の肉腫や悪性黒色腫，PNET などの神経外胚葉腫瘍の報告が多いといった違いがある[45,46]。これらの体細胞型の悪性成分は，圧排性あるいは浸潤性の増殖を示し，分子生物学的検索により，奇形腫成分と同一の前駆細胞由来であることが示唆されている[47]。また最近の報告によると，精巣胚細胞腫瘍の化学療法後に生じた肉腫とされたものの多くは肉腫様の卵黄嚢腫瘍であり[48]，精巣胚細胞腫瘍の体細胞性悪性成分の 15～40％は卵黄嚢腫瘍由来と報告されている[49]。

　なお化学療法後に切除された未熟奇形腫では，奇形腫成分がしばしば異型度を増すことがあり，体細胞性悪性成分との鑑別が重要である[50]。前者では，類器官様のさまざまな成分で異型度を増し，単一の種類の異型細胞の結節性あるいは浸潤性の増殖とはならない。

④奇形腫に併発する脳炎

　卵巣奇形腫において，重篤な神経症状を併発することがあり，一種の自己免疫性脳炎と考えられている。B リンパ球の浸潤と神経細胞が含まれている奇形腫に稀にみられる現象であり，N-methyl-D-aspartate レセプターに対する抗体（anti-NMDAR）が関与するとされている[51,52]。

B）混合型胚細胞腫瘍　Mixed germ cell tumors（図 43～47）

　腫瘍構成成分として上記の胚細胞腫瘍のうち 2 種以上の組織型が同一腫瘍内にみられる胚細胞腫瘍である。思春期以降に認められることが多く，肉眼的には腫瘍構成成分を反映して，割面の性状は多彩で，充実性部分，嚢胞状構造，出血・壊死巣などを示す。組織学的には，さまざまな組織型が認められるが，診断にあたってはすべての成分について，構成成分の多い順に列記する。その際それぞれの占拠率を記載することが望ましい。すべての胚細胞腫瘍のうち，32～54％が混合型との報告があるが，小児では成人よりも少ない。構成成分としては，胎児性癌，卵黄嚢腫瘍，奇形腫，ディスジャーミノーマ/セミノーマ/ジャーミノーマのいずれかの組み合わせが多いが，卵巣では卵黄嚢腫瘍とディスジャーミノーマの組み合わせが最も多い。精

巣では胎児性癌と奇形腫の組み合わせが多く，次いでセミノーマ＋胎児性癌，胎児性癌＋卵黄嚢腫瘍＋奇形腫と続く[53]。仙尾部や縦隔では，そのほとんどは卵黄嚢腫瘍と奇形腫の組み合わせである[54]。約40％の頻度で合胞体栄養膜様巨細胞が含まれる。また転移した場合，転移巣は原発部の組織型を反映することが多いとされるが，原発部が卵黄嚢腫瘍などの悪性胚細胞腫瘍であったものが，転移巣が奇形腫であることも少なからず経験され，特に化学療法後の転移巣にみられることがあり注意を要する。なお現行の精巣腫瘍WHO分類では，胎児性癌ならびに奇形腫の項で述べたびまん性胎芽腫 diffuse embryoma ならびに多胎芽腫 polyembryoma を混合型胚細胞腫瘍の亜型として採り上げている[2]。OCT3/4, CD30, AFP, Glypican-3 を含む免疫染色は腫瘍成分の同定に有用であるが，組織形態と免疫染色の結果の対比が重要である[13]。

　現行のWHO分類で初めて明確に示されたことであるが，乳幼児期の精巣では思春期前型の奇形腫と思春期前型の卵黄嚢腫瘍の組み合わせによる混合型胚細胞腫瘍が発生することがあり，その場合GCNISは伴わない。同様の腫瘍は仙尾部や縦隔にも発生することがあり，いずれの部位においても一般的には12pの増幅は認めない。また未熟奇形腫成分が目立ち，卵黄嚢腫瘍の成分が少量のことがあるので注意を要する。乳幼児期においてはその他の組み合わせによる混合型は稀と考えられている。

付．Germ cell neoplasia in situ（GCNIS）（図48）
　同義語；Intratubular germ cell neoplasia, unclassified type（IGCNU）
　　　　　Carcinoma in situ of seminiferous tubules

　従来 intratubular germ cell neoplasia, unclassified type（IGCNU）と呼ばれることが多かったが，2016年の精巣腫瘍のWHO分類では germ cell neoplasia in situ（GCNIS）とされている[2]。精巣の精細管内に限局する胚細胞腫瘍であり，原始胚細胞に類似の大型細胞で，豊富な明るい細胞質と大型核をもつ。腫瘍細胞は通常セルトリ細胞間に位置し，基底膜に沿って認められる。精子形成は通常欠如する。通常分節性であるが，ときにびまん性のこともある。精細管全体が腫瘍細胞で置き換えられ，閉塞するように認められる場合は精細管内セミノーマとして区別される。また精細管内胎児性癌も知られている。

　免疫染色では，PLAP, OCT3/4, c-kit（CD117），D2-40, AP-2γ, NANOG が陽性を示し，精巣の胚細胞腫瘍の発生母地と考えられている[55]。ただし思春期以降の胚細胞腫瘍とは対照的に12pの増幅が見出されることは少ない。

　本病変は，停留精巣の既往をもつ思春期以降の精巣では2～8％程度に認められ，浸潤性の胚細胞腫瘍に隣接してしばしば見出されるが，乳幼児の停留精巣においては0.1％以下で極めて稀であり[56,57]，乳児期の奇形腫や卵黄嚢腫瘍とは関連性がないとされている。

付．退縮性胚細胞腫瘍　Regressed germ cell tumors

　部分的あるいは完全に退縮した胚細胞腫瘍で，精巣内に瘢痕や線維化巣が結節状に認められるものであり，しばしば後腹膜転移巣をもち，精巣外原発の胚細胞腫瘍と誤認されることがある。精巣切除を行っていない限り精巣内の再発が起こり得るため，退縮性胚細胞腫瘍の診断は重要である。精巣内には境界明瞭な結節状の線維化巣が認められ，退縮した胚細胞腫瘍の所見としては，瘢痕部位にリンパ球，形質細胞浸潤を認めることが多く，瘢痕組織中の拡張した管腔内に粗い石灰化を示すことが挙げられる。セミノーマも非セミノーマも自然退縮をきたし得るが，退縮性胚細胞腫瘍としてはセミノーマが最も頻度が高いとされている。

ハ．発生部位，好発年齢，臨床病期，予後など

　胚細胞腫瘍は小児から成人まで広範な年齢層で発生し，全身のさまざまな部位より発生する。また発生部位と組織型との関連が強く，年齢や予後とも密接に関連している。小児における発生部位では，性腺および仙尾部で全体の約 80％ を占めており，それらの約 80％ は奇形腫である。好発年齢は，性腺外では乳幼児期に多いが，精巣での発生頻度は 2 峰性で，0〜4 歳と思春期以降に多く[58]，前者のほとんどは，GCNIS を伴わず，思春期前型の奇形腫と思春期前型の卵黄嚢腫瘍ならびにそれらの混合型である[2]。一方卵巣の胚細胞腫瘍は年長児に多く，特に乳児期での発生はほとんど知られていない[59]。また，同じ組織型であっても，発生部位により，好発年齢が異なっており，年齢によりその生物学的態度が異なっている。卵巣のディスジャーミノーマは小児にも発生することがあるが，精巣のセミノーマは小児期には極めて稀である[60]。同じ悪性胚細胞腫瘍であっても年長児例では年少児例に比較して予後が不良である[61]。臨床病期は卵巣原発の悪性胚細胞腫瘍では国際産婦人科連合（FIGO）の分類[62]が用いられ，精巣については，日本泌尿器科学会の病期分類[63]が使用されることが多いが，小児に多い性腺外胚細胞腫瘍については Brodeur らの分類[64]が使用されることが多い（表 4）。これらの臨床病期分類は治療法の選択，予後の判定に重要である。

　以下小児において重要な組織型について記載する。

表 4．悪性胚細胞腫瘍の病期分類

Ⅰ期	腫瘍が完全切除され，切除断端や領域リンパ節に顕微鏡的腫瘍がみられない
Ⅱ期	摘出後に顕微鏡的腫瘍遺残があるか，腫瘍被膜が破れた場合，または顕微鏡的リンパ節転移がある場合
Ⅲ期	摘出後も肉眼的残存腫瘍があるか，2 cm 以上の大きさのリンパ節転移があるか，または腹水，胸水細胞診で腫瘍細胞が認められた場合
Ⅳ期	肺，肝，脳，骨，遠隔リンパ節などへの転移のある播種性腫瘍

A）単一型胚細胞腫瘍　Tumors of a single histological type, pure forms

1. ディスジャーミノーマ／セミノーマ／ジャーミノーマ
　Dysgerminoma/Seminoma/Germinoma

　卵巣ならびに松果体領域などの性腺外に多く，卵巣悪性腫瘍の中では最も多い組織型であり，そのうち約10%は両側性である[65]。小児卵巣腫瘍では約10〜30%を占めるが[66,67]，思春期前の精巣や縦隔に発生することは極めて稀である[68]。前駆病変と考えられているGCNISについても同様である[69,70]。また新生児・乳児期では，単一型としての本組織型の腫瘍はほとんど知られていない[71,72]。小児では異形成性腺に発生した性腺芽腫に続発することが知られている[73,74]。

　予後は比較的良好であるが，腫瘍径が大型のものや脈管侵襲などが再発の危険因子となる。

2. 卵黄嚢腫瘍　Yolk sac tumor

　小児期で最も多い悪性胚細胞腫瘍であり，精巣，卵巣のほか，後腹膜，骨盤などの発生が知られており，特に思春期以前の精巣胚細胞腫瘍の約75%を占めるが[75]，乳児期では多くは仙尾部に発生する[4]。

　縦隔に発生した卵黄嚢腫瘍あるいは卵黄嚢腫瘍の成分を含む混合型胚細胞腫瘍では，体細胞性悪性成分の特異な様式として，白血病や骨髄異形成症候群などの造血器悪性腫瘍が発生することがある[76]。若年男性の報告が多いが，思春期以前の症例も知られている。卵黄嚢腫瘍にしばしば認められる髄外造血細胞が，その発生母細胞と考えられているが[77]，縦隔以外の卵黄嚢腫瘍ではみられない。造血器悪性腫瘍と胚細胞腫瘍とのあいだには共通の遺伝子異常が見出されている[78]。

3. 奇形腫　Teratoma

　奇形腫の構成成分の分化・成熟度は症例によって異なっているが，卵巣では未熟な成分が予後に関連しているとされ，組織学的なグレーディングが重要となる[35]。またOCT4がGrade 3の未熟な神経組織に陽性であり，未熟奇形腫の分化度の判定に有用であることが示されている[79]。ただし新生児・乳児の卵巣の未熟奇形腫はグレードにかかわらず予後は比較的良好であり，むしろ卵黄嚢腫瘍など悪性胚細胞腫瘍成分が予後に影響する[80]。また小児の縦隔の未熟奇形腫ではグレードは予後因子とはならないとする報告がある[54,81]。一方思春期以降の精巣の奇形腫では，成熟・未熟型にかかわらず40%前後で遠隔病変を伴うとされており，予後は組織グレードには依存しない[82,83]。そのため精巣のWHO分類では，現在奇形腫について成熟・未熟の区別は設けていない[2]。

　小児奇形腫のうち約半数は先天性であり，巨大なものでは，胎児水腫や気道の圧迫などが死亡原因となる[58,84]。また発生部位に応じて，それぞれの部位での先天奇形との関連が認められることがある[85]。

仙尾部奇形腫は新生児では最も多い腫瘍であるが，女児に多く，約18％程度に鎖肛などの直腸肛門奇形，二分脊椎，泌尿生殖器の奇形などを伴うことが知られている[86, 87]。未熟奇形腫は成熟奇形腫より予後不良であるが，特に胎児期の大きなものではAVシャントによるうっ血性心不全が起こり，胎児水腫をきたすとされている[80]。1歳までに発見される例では卵黄嚢腫瘍を伴う頻度は低いが，年齢とともに高くなる。また奇形腫の部位と卵黄嚢腫瘍との合併頻度には関連が認められ，仙尾部奇形腫のうち80～90％を占める仙骨後方のものでは合併頻度は10％以下であるが，仙骨前面にあるものでは，約40％以上で合併するとされている。年長児では新生児・乳児期のものに比較して，仙骨前面や骨盤腔に多く，卵黄嚢腫瘍を合併することがある[88]。また異時性に奇形腫と卵黄嚢腫瘍が合併することがあり，仙尾部の成熟奇形腫の切除術後に，同部位に卵黄嚢腫瘍が発生することも知られている。その発生原因としては，最初に切除された奇形腫の中にごくわずかの卵黄嚢腫瘍の胞巣が含まれていた可能性のほか，最初の奇形腫とは別の新たな腫瘍として卵黄嚢腫瘍が発生するとの報告が認められる[89]。

頸部奇形腫は，新生児・乳児では仙尾部に次いで多く，巨大なものでは気道の圧迫による呼吸不全により死亡する例がある。その他，口蓋・咽頭奇形腫（上顎体）もときに巨大となり，致死率が高い。これらの部位の奇形腫では卵黄嚢腫瘍の合併は稀である[90]。

縦隔の奇形腫では，前述のように膵組織を伴うことが多いが，膵外分泌による蛋白分解酵素による融解により，腫瘍の破綻や瘻孔を形成することがあり[91]，また膵内分泌腺の存在により高インスリン血症をきたし低血糖を示すことも知られている[92]。

B) 混合型胚細胞腫瘍　Mixed germ cell tumors

成人では精巣に多く，胚細胞腫瘍の中の約33～60％が混合型であったとの報告がある[93]。一方卵巣では約8％程度にとどまるが，平均年齢は16歳であり，若年者は卵巣原発が多いとされている[94]。絨毛癌成分の存在は，予後不良因子となり得るが，思春期前に生じる思春期前型奇形腫／卵黄嚢腫瘍混合型では，卵黄嚢腫瘍の成分が正確に診断され，適切な治療が行われた場合，予後は極めて良いとされている。

二．文献的考察

1．発生母地と原因

胚細胞腫瘍は多分化能をもつ原始胚細胞に由来する腫瘍の総称であり，胚内成分および胚外成分からなる多くの種類の腫瘍を含む。原始胚細胞は胎生期に卵黄嚢から腸間膜を経て胎生6週ごろに生殖堤に達するが，その遊走経路を反映して，性腺以外では，仙尾部，後腹膜，縦隔，松果体周辺など，正中部位からの発生頻度が高い[95]。性腺外から発生した腫瘍では，遊走異常により迷入遺残し，未熟な状態で残存する原始胚細胞が発生母地と考えられている。小児では性腺および仙尾部からの発生が大半であり，その多くは奇形腫である[96]。胚細胞腫瘍の発生原因は未だ不明な点が多いが，胎生期の子宮内ですでに発生原因が存在するということ

が示唆されており，中でも停留精巣は精巣胚細胞腫瘍の危険因子として確立している[97]。性腺の胚細胞腫瘍のうち，思春期以降に多い卵巣の胚細胞腫瘍は第一次減数分裂以降の卵母細胞が発生母細胞と考えられ，成人の精巣胚細胞腫瘍では，精祖細胞あるいはより成熟した細胞が発生母細胞であるのに対して，小児の精巣胚細胞腫瘍では，減数分裂前の未熟な胚細胞に由来すると考えられており，単為生殖（parthenogenesis）によって生じると想定されている[98]。そのほかに妊娠中の母親のエストロゲンレベルや化学物質の曝露，先天異常との関連などが推定されているが，いずれも普遍的な危険因子としては認定されていない[99, 100]。

2．分子生物学的所見（表5）

　胚細胞性腫瘍は，臓器と年齢によって好発する腫瘍が異なり，異なる分子遺伝学的特徴を示す。精巣のセミノーマ，胎児性癌，思春期以降に発生する卵黄嚢腫瘍や奇形腫など，GCNISに関連する胚細胞腫瘍の多くは，isochromosome 12p（i(12p)：第12染色体の長腕が欠失し，短腕が2本結合している）あるいは12p増幅が特徴である[101]。12pには*NANOG*，*CCND2*，*KRAS*など，多能性維持に関与する遺伝子や癌遺伝子が局在しており，12p上の遺伝子の増加が腫瘍発生に関与すると考えられている。i(12p)/12p増幅のほかに，セミノーマと他の胚細胞腫瘍で共通する異常として，第4，5，11，13，18，Y染色体のlossと第7，8，21，X染色体のgainがあり，セミノーマと非セミノーマ性胚細胞腫瘍が深く関連した腫瘍であることが示唆されている。精巣のセミノーマは染色体数が胎児性癌や卵黄嚢腫瘍などの他の非セミノーマ性胚細胞性腫瘍よりも多く，63〜112本であり，また，一部の腫瘍で，*KIT*変異（exon17）や*KIT*増幅が報告されている（GISTで報告されているexon 11，exon 9の変異とは異なる）。また，グローバルなDNA低メチル化を示し，始原生殖細胞が発生母地であることを裏付けている。精巣の胎児性癌は，セミノーマより染色体数が少なくploidyもセミノーマよりも低い。セミノーマから胎児性癌に進展する過程で染色体を失うことが想定されている。一方で，新生児・乳児期の卵黄嚢腫瘍は，i(12p)をもたず，1p，6q，3qの異常が報告されている[102, 103]。またdiploidあるいはhypertriploid/peritetraploidで成人の非セミノーマ性胚細胞腫瘍のhyperdiploid/hypotriploidとは異なる。乳児・新生児期の奇形腫はdiploidで染色体もCGHも正常と報告されている。i(12p)をもつ思春期以降の精巣の奇形腫とは，分子遺伝学的に全く

表5．胚細胞腫瘍の染色体・遺伝子異常の概略

組織型	倍数性	染色体異常	遺伝子異常
奇形腫（乳幼児）	diploid	なし，あるいは少数	不明
卵黄嚢腫瘍（乳幼児）	hypertriploid/peritetraploid	gain: 1q, 12p13, 20q, 22 loss: 1p, 4, 6q	不明
セミノーマ／ジャーミノーマ／ディスジャーミノーマ，胎児性癌，卵黄嚢腫瘍（思春期以降）	aneuploid	i(12p)あるいは12p増幅 gain: 7, 8, 21, X loss: 4, 5, 11, 13, 18, Y	*KIT*変異（exon17）や*KIT*増幅（セミノーマ／ディスジャーミノーマ／ジャーミノーマ） *KRAS*変異，*BRAF*変異の報告有り

異なる腫瘍である。卵巣のディスジャーミノーマも精巣のセミノーマ同様，大部分はi(12p)/12p増幅をもち[104]，一部では*KIT*変異（exon 17）をもつ。胎児性癌も大部分は，i(12p)を有し[105]，卵黄嚢腫瘍も12p増幅が報告されている[106]。純粋な未熟奇形腫や成熟奇形腫は，通常は，i(12p)をもたないが，混合性胚細胞性腫瘍の奇形腫成分はi(12p)をもつと報告されている。中枢神経の胚細胞腫瘍では，新生児・乳児の奇形腫は，精巣同様diploidで，1p loss，1q gainが報告されているが，思春期以降のGCTでは，精巣，卵巣同様i(12p)/12p増幅が特徴的である。11q，13，18qのloss，12p，8q，1q，Xのgainが報告されている[107~109]。ジャーミノーマの一部に*KIT*変異があることも性腺のセミノーマ，ディスジャーミノーマと同様である。仙尾部奇形腫は，乳幼児も思春期以降もi(12p)なしと報告されている[110]。

② その他の臓器特異的希少腫瘍

A. 組織学的分類とその説明

Ⅰ. 胚細胞腫瘍以外の性腺腫瘍

> A）性索間質性腫瘍　Sex cord-stromal tumors
>   1. 顆粒膜細胞腫　Granulosa cell tumor
>   a）若年型　Juvenile granulosa cell tumor
>   b）成人型　Adult granulosa cell tumor
>   2. 莢膜細胞腫　Thecoma
>   3. セルトリ・ライディッヒ細胞腫　Sertoli-Leydig cell tumor
>   4. セルトリ細胞腫　Sertoli cell tumor
>   5. ライディッヒ細胞腫　Leydig cell tumor
>   6. 硬化性間質性腫瘍　Sclerosing stromal tumor
>   7. 輪状細管を伴う性索腫瘍　Sex cord tumor with annular tubules
>   8. 混合型または分類不能型　Mixed or unclassified type
>   9. その他　Others
> B）性腺芽腫　Gonadoblastoma
> C）その他の性腺腫瘍　Other gonadal tumors
>   1. 粘液性腫瘍　Mucinous tumor
>   2. 漿液性腫瘍　Serous tumor
>   3. 小細胞癌高カルシウム血症型　Small cell carcinoma, hypercalcemic type

イ. 分類の方針

A）性索間質性腫瘍　Sex cord-stromal tumors

　胎児長4～5mmの頃，中腎の内側面に性腺の原基が生じ，それは原始生殖細胞，体腔上皮に由来する上皮性の細胞索（性索）および間葉組織の3成分からなる。性索からは顆粒膜細胞あるいはセルトリ細胞が分化し，間葉組織からは莢膜細胞あるいはライディッヒ細胞が分化する。性索間質性腫瘍は，これら性索と間葉組織に起源をもつすべての細胞に由来する腫瘍を包括する。卵巣および精巣には，種々の分化段階にある顆粒膜細胞，莢膜細胞，セルトリ細胞，

ライディッヒ細胞と分化の方向が不明瞭な紡錘形細胞が共通して存在する。

B) 性腺芽腫　Gonadoblastoma

胚細胞および性索間質性細胞に由来する腫瘍である。純粋な性腺芽腫と他の胚細胞腫瘍成分と伴うものがある。

C) その他の性腺腫瘍　Other gonadal tumors

本分類ではWHOの卵巣腫瘍組織分類（2014年），精巣腫瘍組織分類（2016年）に基づき，小児において頻度の高い腫瘍を重視して整理した。

ロ．病理学的所見の説明と文献的考察

A) 性索間質性腫瘍　Sex cord-stromal tumors

1. 顆粒膜細胞腫　Granulosa cell tumor

卵胞を形成する顆粒膜細胞の性格を示す細胞が増殖する腫瘍である。小児～若年成人に好発する顆粒膜細胞腫の中には成人に発生するものと組織学的あるいは臨床的な性格が異なるものがあり，これらは若年型顆粒膜細胞腫と呼ばれ，成人型顆粒膜細胞腫と区別される。顆粒膜細胞腫全体の約5%が若年型であり，その97%の症例が30歳までに発生する[111]。

いずれの型においても鍍銀法では正常卵胞と同様に腫瘍細胞の間に細網線維はみられず，個々の細胞を細網線維が取り囲む莢膜細胞腫や莢膜細胞成分との鑑別に有用である。免疫染色ではinhibin-α，calretinin，CD56，CD99などが陽性となる。

成人型顆粒膜細胞腫ではほとんどの症例で*FOXL2*に変異があるが，若年型顆粒膜細胞腫ではその変異は極めて稀である[112]。

a) 若年型顆粒膜細胞腫　Juvenile granulosa cell tumor（図49～51）

肉眼的に大小の嚢胞がみられるが，稀には充実性あるいは単一嚢胞性である。割面は灰白色髄様で，粘稠な液状物が付着する。

組織学的に腫瘍細胞は大小の胞巣を形成し，胞巣内に中型の濾胞がみられ，腫瘍間質および濾胞腔には酸性ムコ多糖の豊富な液を認める。Call-Exner小体をみることは稀である。顆粒膜細胞と莢膜細胞が複雑に入り組むことも多い。腫瘍細胞の核は円形ないし楕円形であり，成人型で特徴的である核溝（後述）はほとんど認められない。かなり多くの例で核の大小不同，不整形，クロマチンの増量などがみられ，核分裂像も一般に多い。細胞質は一般に広く，好酸性（黄体化）を示し，硝子体様構造をみることもある。通常，細胞質は脂肪染色で陽性であり，免疫染色でinhibin-αが陽性であることが卵巣の小細胞癌，悪性リンパ腫などとの鑑別に有用である。

若年者では思春期早発症を伴い，成熟期には月経異常を示す。Ollier病やMaffuci症候群を伴うことがある。成人型顆粒膜細胞腫の再発は年余の経過を経てみられることが多いのに対

し，若年型顆粒膜細胞腫の再発は比較的早期にみられる。

精巣にも，若年型顆粒膜細胞腫がみられる。生後6カ月までに発生する精巣腫瘍の中では若年型顆粒膜細胞腫が最も多く，出生前に発見されることもあるが，年長児にはほとんどみられない[113]。染色体異常とambiguous genitaliaを伴う幼児の報告例もみられる[114]。

b）成人型顆粒膜細胞腫　Adult granulosa cell tumor（図52，53）

肉眼的に黄色ないし灰白色で，髄様部と囊胞部からなる。組織学的には特徴のある微小濾胞状，島状，索状構造などを示す。微小濾胞状の組織像には好酸性基底膜物質を腫瘍細胞が放射状に配列して取り囲むCall-Exner小体を含む。核の形態は特徴的で，特有のコーヒー豆様（coffee bean like）と形容されるような核溝が認められる。島状型では腫瘍細胞が膵島に似た細胞集塊を形成し，索状型では腫瘍細胞が帯状になり互いに癒合する像を示す。部位により細胞がびまん性に配列し，線維肉腫様の像を示す。

2．莢膜細胞腫　Thecoma（図54〜56）

定型的莢膜細胞腫と黄体化莢膜細胞腫に分けられるが，いずれも小児では極めて稀である。腫瘍は充実性で硬く，割面は黄色調である。組織学的に定型的莢膜細胞腫では類円形核をもつ紡錘形または立方状細胞が増殖する。鍍銀法を行うと個々の腫瘍細胞は細網線維に取り囲まれている。腫瘍細胞の細胞質は脂質に富み，免疫染色ではvimentinやinhibin-αが陽性となることが多い。間質には膠原線維が介在し，膠原線維の硝子化，星芒状パターンをなすこともある。

黄体化莢膜細胞腫では線維腫ないしは定型的な莢膜細胞腫の所見に加えて，胞巣状に出現する黄体化莢膜細胞が特徴的であり，細胞質が好酸性の細胞や空胞状細胞質を有する腫瘍細胞がみられる。本腫瘍ではときに腹膜の広汎な線維芽細胞増生や線維化（硬化性腹膜炎 sclerosing peritonitis）を伴うことがある[115]。硬化性腹膜炎を伴う黄体化莢膜細胞腫は両側性であることが多く，卵巣は皮質の浮腫を伴って腫大する腹膜の線維化により消化管の閉塞などをきたし，ときに致命的であるが，腫瘍そのものの転移や再発はみられない。

3．セルトリ・ライディッヒ細胞腫　Sertoli-Leydig cell tumor（図57，58）

セルトリ細胞，ライディッヒ細胞，線維芽細胞などの性格を示す細胞が増殖する腫瘍である。主にセルトリ細胞の分化度に対応して管状構造の明瞭な高分化型，中分化型，紡錘形細胞が肉腫様構造を示す低分化型に分類される。低分化型腫瘍ではライディッヒ細胞がみられないことがある。また，精巣網に類似した裂隙状の腺管構造が吻合状に増殖する成分が主体となるものは網状型と呼ばれる。卵巣のセルトリ・ライディッヒ細胞は若年女性に発生するが，網状型は小児例が多い[116]。

セルトリ・ライディッヒ細胞腫瘍の一部にDICER1の変異が報告されている[117]。これは胸膜肺芽腫と共通してみられる遺伝子異常であり，両者が合併する症例もあることからこれらの

4. セルトリ細胞腫　Sertoli cell tumor（図59〜61）

　管腔の明瞭な中空管 hollow tubule や腔が閉じている中実管 solid tubule などから構成される腫瘍で，ライディッヒ細胞はほとんどみられない。

　精巣ではセルトリ細胞腫の中でも大型のセルトリ細胞様腫瘍細胞が石灰化巣を伴って増殖する大細胞性石灰化セルトリ細胞腫 large cell calcifying Sertoli cell tumor が小児に好発する。本腫瘍はしばしば両側性でありポイツ・イェガース症候群や Carney's complex の患者にみられることがあり[119,120]，女性化乳房などの内分泌症状を示すことがある。

　近年，精細管内の大型セルトリ細胞様腫瘍細胞の増殖と硝子化を特徴とする intratubular large cell hyalinizing Sertoli cell neoplasia が報告されており，本腫瘍もポイツ・イェガース症候群の小児に発生する[121]。

　精巣のセルトリ細胞腫では多くの症例で β-catenin の遺伝子に変異がみられ，免疫染色で β-catenin が核にも陽性となるが，その頻度は組織亜型により異なっており，典型的なセルトリ細胞腫ではほとんどの症例で β-catenin の異常がみられる一方で大細胞性石灰化セルトリ細胞腫ではその頻度は低い[122,123]。

5. ライディッヒ細胞腫　Leydig cell tumor（図62, 63）

　精巣間質にみられるライディッヒ細胞に類似した細胞からなる腫瘍である。細胞質内にラインケの結晶（後述）を認めることがある。精巣のライディッヒ細胞腫の約2割が10歳までに発生するが卵巣のライディッヒ細胞腫は小児ではほとんど報告がない[124]。

　肉眼的に割面は赤褐色または淡黄褐色調を呈する。腫瘍細胞は大型，多形性を示し，核は類円形で，クロマチンに富む。好酸性顆粒状で豊富な細胞質をもつ。ラインケの結晶は本腫瘍の特徴的な所見であり，好酸性のものと蛋白成分が溶出したあとの透明な結晶像とがある。腫瘍細胞の微細構造の特徴として豊富な割面小胞体の存在があり，membranous whorl body や lipoid body が認められる。精巣に発生するライディッヒ細胞腫の悪性例の報告は小児ではほとんどない。臨床的には陰茎増大，陰部・顔面・腋窩の発毛などをみる。ときに女性化乳房を伴う。血清テストステロンは高値を示すが，性腺刺激ホルモンは思春期前のレベルにとどまる。

6. 硬化性間質性腫瘍　Sclerosing stromal tumor（図64, 65）

　充実性腫瘍で，ときに嚢胞成分を伴うことがある。不正性器出血や腹部腫瘤として気づかれるが，稀に性早熟や男性化などのホルモン症状をみることがある。組織学的には円形，あるいは紡錘形細胞の密な増殖を示す結節が線維性あるいは浮腫性で細胞密度の低い背景の中に複数みられ，偽分葉状を呈する。結節を構成する細胞はしばしば印環細胞の形態を示し，結節内部の血管はやや拡張して staghorn pattern を呈することが多い。また，腫瘍細胞の間には膠原

繊維がみられる[125]。腫瘍細胞は inhibin-α，平滑筋アクチン，デスミンなどが陽性である[126, 127]。

7. 輪状細管を伴う性索腫瘍　Sex cord tumor with annular tubules（SCTAT）（図66, 67）

好酸性無構造な硝子体をセルトリ管類似の管が取り巻く像を単位（simple annular tubule）とし，各単位が合体して大きな胞巣（complex annular tubules）を形成する腫瘍である。本腫瘍は卵巣に好発し，精巣には稀である。SCTATの約1/3がポイツ・イェガース症候群を伴い，同症候群に伴うSCTATはより若い女性に発生する。卵巣内を多中心性に発生し，両側性で，エストロゲン活性を示すことが多い。

ポイツ・イェガース症候群に伴うSCTATのほとんどが良性であるが，同症候群に伴わないSCTATの10〜20％は低悪性度の腫瘍である[128]。

8. 混合型または分類不能型　Mixed or unclassified type（図68）

上記の性索間質腫瘍組織が混在してみられることがある。複数の成分が腫瘍の10％以上を占めている場合には混合型腫瘍と診断する。

ときに性索成分が顆粒膜細胞，セルトリ細胞に分類し難い腫瘍があり，そのような腫瘍は分類不能型とする。

B）性腺芽腫　Gonadoblastoma（図69〜72）

未熟な性索構造と胚細胞が混在する腫瘍であり，純粋な性腺芽腫と他の悪性胚細胞腫瘍成分とを伴うものがある。純粋な性腺芽腫にみられる胚細胞成分は，胚細胞腫瘍の *in situ* 成分であると考えられている。腫瘍の多くは20歳までに発見される。予後は併存する胚細胞腫瘍の有無およびその組織型や病期によって左右され，純粋な性腺芽腫は予後良好である。

性腺芽腫のほとんどは，発達異常を示す性腺に発生する。染色体分析で46, XYあるいは46, XY/45, Xを示すことが多いが，例外的に46, XXのこともある。患者の約80％の表現型が女性である[129]。多くの性腺芽腫の発生にはY染色体上の *TSPY* 遺伝子にコードされる分子が関与している[130]。

組織学的には，線維組織によって区画された類円形ないし不整形の腫瘍胞巣が形成される。それらの胞巣は大型の未分化な胚細胞様細胞および小型のセルトリ細胞あるいは未熟顆粒膜細胞様の性索細胞 sex cord cell の充実性増生からなる。性索細胞は好酸性無構造な物質を取り囲み，同部に石灰化がみられる。これらの胞巣の間にはライディッヒ細胞，黄体化莢膜細胞などを含む間質がみられる。未分化な胚細胞様細胞は c-kit，OCT3/4[131]，SALL4[132]，NANOG[133] などを発現しており，性索細胞は inhibin-α，calretinin，WT-1，FOXL2[134] を発現している。また，性索細胞は S100 蛋白も陽性である[135]。

性腺芽腫の中に胚細胞成分が性索細胞を伴わずに増殖する領域をみるときには，悪性胚細胞

腫瘍成分を伴う性腺芽腫と診断する。この場合にみられる胚細胞腫瘍の組織像としてはディスジャーミノーマであることが多いが、胎児性癌や卵黄嚢腫瘍であることもある。胚細胞腫瘍成分の腫瘍細胞は性腺芽腫の腫瘍胞巣から溢れ出すように増殖するが、性索細胞は常に胞巣の中にとどまる。

性腺芽腫の前駆病変として未分化性腺組織 undifferentiated gonadal tissue が挙げられている。これは未分化な胚細胞、性索細胞、間質細胞が特定の構造をとらずに存在する組織であり、性腺芽腫における胞巣構造はみられない[136]。

C) その他の性腺腫瘍　Other gonadal tumors

1. 粘液性腫瘍　Mucinous tumor（図73, 74）

卵巣の上皮性腫瘍のうち、小児に発生するもののほとんどが漿液性腫瘍あるいは粘液性腫瘍である。特に粘液性腫瘍は小児にも境界悪性、悪性腫瘍がときに発生する。

粘液性腫瘍は細胞質内に粘液を含む胃腸型の細胞が増殖する腫瘍で、多房性の比較的大きな腫瘍を形成する。

粘液性腫瘍の発生起源は明らかではない点があるが、胚細胞に由来すると考えられる症例があり、奇形腫に合併する腫瘍では奇形腫と同じく第一減数分裂後の細胞を起源としていることが証明される[137]。一方、ブレンナー腫瘍との関連が示唆される症例もある[138]。

粘液腺腫 mucinous adenoma は良性の粘液性腫瘍で、嚢胞の内腔面に単層の腫瘍細胞がみられる。境界悪性腫瘍では細胞異型がみられたり、嚢胞内への乳頭状増殖を示したりするが、間質浸潤はみられない。粘液性癌 mucinous carcinoma では腫瘍細胞が間質に対して圧排性あるいは侵入性に浸潤する。境界悪性腫瘍のうち間質浸潤が5mm大以内のものは微小浸潤を伴う境界悪性腫瘍とし、上皮の異型が目立つものは上皮内癌成分を含む境界悪性腫瘍と診断する。粘液性腫瘍は一つの腫瘍の中に良性、境界悪性、悪性の成分が混在することが多く、小児例であっても悪性のことがあるので、少なくとも腫瘍径1cmにつき1個以上の標本を作製して検索する必要がある。

2. 漿液性腫瘍　Serous tumor

卵管上皮の性格をもつ細胞が増殖する腫瘍である。小児においては良性の腫瘍が多く、境界悪性腫瘍、癌は極めて稀である。

漿液性の良性腫瘍は単房性あるいは少房性の嚢胞性腫瘍で、内腔面に小型立方状〜円柱上皮をもち、線毛細胞が含まれる。嚢胞内腔は平坦であったり、線維性間質をもつ乳頭状であったりする。細胞異型や核分裂像は目立たない。封入体嚢胞とは大きさで区別され、1cmを超えるものを腫瘍としている[139]。

3. 小細胞癌高カルシウム血症型　Small cell carcinoma, hypercalcemic type（図75，76）

　比較的若年者（9〜42歳，平均22歳）に発生する稀な腫瘍である。小型でN/C比の高い細胞がびまん性，胞巣状，索状などのパターンを呈して増殖する腫瘍であり，ときに濾胞構造もみられる。患者の多くは若年であり，発見時に卵巣外に進展していることが多い。高カルシウム血症がみられるのは6割程度の症例であり，本組織型の診断に必須ではない。約半数の症例では中型〜大型細胞もみられ，ラブドイド細胞がみられることもある[140]。

　本腫瘍は癌腫であると考えられているが，他のいわゆる上皮性腫瘍とは別に「その他の腫瘍」に分類されており，正確な組織起源は明らかではない。

　濾胞構造がみられることから，若年型顆粒膜細胞腫との鑑別を要するが，多くの腫瘍がcytokeratin, EMAが陽性であり，inhibin-αは陰性であることなどを参考にする。近年，本腫瘍の多くの症例でクロマチンリモデリングに関与しているBRG1をコードする*SMARCA4*の胚性あるいは体性の遺伝子変異がみられること，免疫染色でもBRG1の発現が失われていることが示されている。同様の遺伝子変異は脳のatypical teratoid/rhabdoid tumorやラブドイド腫瘍にもみられ，これらの腫瘍と本腫瘍の類似性が示唆されている[141〜143]。

　予後は極めて不良であり，特に若年女性の症例ほど予後が不良である。

II．呼吸器・縦隔腫瘍

A）良性腫瘍および腫瘍類似病変
 1. 胸壁過誤腫　Chest wall hamartoma
 2. 先天性傍気管支筋線維芽細胞性腫瘍　Congenital peribronchial myofibroblastic tumor
 3. Fetal lung interstitial tumor
B）境界悪性腫瘍
 1. 炎症性筋線維芽細胞性腫瘍　Inflammatory myofibroblastic tumor
 2. 肺／縦隔ランゲルハンス細胞組織球症　Pulmonary/Mediastinal Langerhans cell histiocytosis
 3. EBV関連平滑筋腫瘍　EBV-associated smooth muscle tumor
C）悪性腫瘍
 1. 胸膜肺芽腫　Pleuropulmonary blastoma
 2. 肺カルチノイド　Pulmonary carcinoid
 3. 肺癌（NUT carcinomaを除く）　Pulmonary carcinoma other than NUT carcinoma
 4. NUT carcinoma

イ．分類の方針

　小児の原発性肺腫瘍としては，inflammatory myofibroblastic tumor（IMT），次いでpleuropulmonary blastoma（PPB）が高頻度であり，いずれもWHO分類（2015年版）で間葉系腫瘍として分類されている。小児では上皮系腫瘍の頻度は低いが，ときにpulmonary carcinoidやmucoepidermoid carcinomaがみられる。NUT carcinomaはときに小児に発症することが知られており，WHO分類では胸腺腫瘍に加えて，2015年版より肺腫瘍としても掲載された。組織球系腫瘍ではpulmonary/mediastinal Langerhans cell histiocytosisが小児ではほとんど多臓器型の一部として発症する。その他，頻度は高くないが小児にみられる肺腫瘍としてchest wall hamartoma, congenital peribronchial myofibroblastic tumor, fetal lung interstitial tumor, EBV-associated smooth muscle tumorを採り上げた。

ロ．病理学的所見の説明と文献的考察

A）良性腫瘍および腫瘍類似病変

1. 胸壁過誤腫　Chest wall hamartoma（図77）

　現在までに100例程度が報告されている骨腫瘍で，約40％が出生時に認められ，多くは1歳までに診断される。通常1つないし近接する複数の肋骨にまたがって発生し，側方から背部

に好発する。

　画像的には胸郭内胸膜外に境界明瞭な腫瘤を形成し，部分的に石灰化を認める。また，しばしば囊胞形成を伴う。

　組織学的には，軟骨内骨形成を伴う成熟した硝子様軟骨や，好酸性の細胞質，核溝を伴う卵円形の核を有する軟骨芽細胞，線維芽細胞様細胞より構成される。核分裂は種々の程度に認められるが，異型核分裂は認めない。また，囊胞性変化をしばしば認め，動脈瘤様骨囊腫様の線維性隔壁や血液貯留，反応性骨組織，破骨型巨細胞を認める。呼吸器合併症を伴わない限り，基本的には予後良好である。

2. **先天性傍気管支筋線維芽細胞性腫瘍** Congenital peribronchial myofibroblastic tumor（図78）

　非常に稀な肺原発の先天性腫瘍で，現在までに約25例の報告がなされている。また，congenital leiomyosarcoma，congenital pulmonary myofibroblastic tumor など多くの呼び名がある。

　腫瘍は被膜形成を認めず，多結節状あるいは島状に増殖し，気管周囲や肺の間質に発生する。細胞は紡錘形で均一，核も紡錘形で，微細で分散したクロマチンを有している。これらが，束状に互いに交差して配列し，ときには線維肉腫に特徴的な herringbone pattern（杉綾模様）を呈することもある。核分裂像は種々の程度に認められるが，異型核分裂像や核の多形性，退形成は認めない。また，多くの例で過誤腫様の成熟した軟骨組織を伴い，出血壊死が認められることもある。免疫染色では，有意な染色性が得られないこともあるが，desmin や smooth muscle actin が一部の細胞で陽性となる[144]。

　現在のところ，遺伝的要因や特異的遺伝子変異は認められない。予後不良因子として腫瘍の大きさが挙げられるが，呼吸機能や肺血流に影響を及ぼすためである。もし，これらのような合併症がなければ，基本的には予後良好である[144]。

3. **Fetal lung interstitial tumor**（図79～81）

　2010年に Dishop らにより提唱された新しい疾患概念であり[145,146]，多くは新生児～乳児早期に発症する。画像上・肉眼所見上は充実性腫瘤である。組織学的には，不完全な線維性の被膜を伴い在胎20～24週の胎児肺（canalicular period）に類似した未熟な肺胞・間質構造を呈する。肺胞様構造はグリコーゲンに富み，線毛のない扁平または円柱上皮で覆われ，間質構造は浮腫状に肥厚し，円形から卵円形の核とグリコーゲン豊富な細胞質をもつ間質細胞を認める。病変内には平滑筋を伴う気管支様構造，軟骨，髄外造血巣などを伴うことがある。明らかな異型を伴う細胞は観察されない。8番染色体のトリソミー[147]や ALK 関連融合遺伝子[148]を有する症例の報告がみられる。WHO分類（2015年版）で本疾患は独立して採り上げられていないが，pleuropulmonary blastoma の項で鑑別疾患として組織写真付きで記載されている。本病変が胎児組織の遺残的性格をもつ可能性も否定されておらず，悪性化のポテンシャルをも

つ新生物であるのかを含め，その病因については今後の検討課題である。

B）境界悪性腫瘍

1．炎症性筋線維芽細胞性腫瘍　Inflammatory myofibroblastic tumor（IMT）（図82，83）

　小児原発性肺腫瘍の中では最多であり[149, 150)]，肉眼的には境界明瞭な腫瘤で，肺実質内発生に加えて，気管・気管支内腔へ突出し気道閉鎖をきたす病変もある。組織学的には，筋線維芽細胞への分化を示す紡錘形細胞が炎症細胞や膠原線維などと混在して腫瘍性増殖を示す。紡錘形細胞は異型の乏しい核と双極性の豊かな細胞質を有しており，索状，ときに花むしろ状に増殖する。核分裂像はほとんどみられない。混在する炎症細胞はリンパ球や形質細胞，Touton型の巨細胞を含む組織球などであり，ときに好酸球の目立つ症例がある。免疫組織学的には，vimentin と smooth muscle actin に陽性，desmin はときに局所的に陽性，cytokeratin，myogenin，myoglobin，CD117，S100 protein には陰性である[151, 152)]。IMT の少なくとも一部で *ALK* 遺伝子の転座を認めるとされ，肺においては，免疫組織学的には20～50％の症例で ALK が陽性となり[153~156)]，FISH では47％で *ALK* 遺伝子の転座が確認されたという報告がある[153)]。また，最近肺 IMT での *ROS1* 遺伝子や *RET* 遺伝子の転座が報告された[157, 158)]。

　IMT の多くは良性の経過をたどるが，ときに再発，また中枢神経系への転移をきたす[151, 159)]。また，IMT は放射線療法後などに二次がんとして発生することがあるとされ，小児でも腎芽腫の治療後に肺や気管支に発生した症例が報告されている[151, 160)]。

2．肺／縦隔ランゲルハンス細胞組織球症　Pulmonary/Mediastinal Langerhans cell histiocytosis

　肺ランゲルハンス細胞組織球症は Langerhans 細胞が肺間質に増殖する病変である。成人症例は喫煙の関与する肺単独病変である場合が多いが，小児ではほとんどが多臓器型の一部として発症する。小児の多臓器型ランゲルハンス細胞組織球症の16～19％に肺病変が存在する[161, 162)]。また，胸腺や縦隔リンパ節にみられる縦隔ランゲルハンス細胞組織球症も単一臓器型で発症することは稀で，多臓器型の一部として発症し，また乳幼児より若年に多くみられる[163)]。

　終末気管支もしくは肺胞道周囲より発育するしばしば複数の円形から星形の結節が，ときに中心に空洞形成を伴って観察される。組織学的には Langerhans 細胞が好酸球を伴い増殖しており，しばしば色素顆粒を含んだ貪食細胞など浸潤細胞が観察される。Langerhans 細胞は核に不規則な切れ込みをもち，細胞質は好酸性で樹枝状の突起をもっており，免疫組織学的に CD1a および S100 蛋白に陽性である。電子顕微鏡では細胞質内に棍棒状またはテニスラケット状の封入体（Birbeck 顆粒）が観察される。病変は自然経過で変化し，高い細胞密度の増殖から治癒の過程で徐々に線維組織に置換され Langerhans 細胞と好酸球の数は減る。治癒後の線維化や囊胞形成をみることがある。多臓器型において肺や縦隔の病変の存在は予後不良因子とはならないとされている[162, 163)]。

3. EBV 関連平滑筋腫瘍　EBV-associated smooth muscle tumor（図 84, 85）

　免疫不全患者や臓器移植後患者に発生する EBV 感染を伴う平滑筋腫瘍である。以前よりその存在は知られていたが，1995 年に EBV 感染との関連が初めて報告された。腫瘍が指摘されるまでの期間としては，AIDS 患者で平均 79 カ月，移植患者で平均 67 カ月との報告がある。軟部組織にも発生するが，いわゆる古典的な平滑筋肉腫とは異なり肝臓，肺，脾臓，硬膜にも好発する。なお，約半数は多発例である。

　組織学的には，明るい好酸性の細胞質，軽度から中程度の異型を有する紡錘形核からなる紡錘形細胞が，束状に互いに交差して配列する。核分裂像は種々の程度に認められるが，ほとんどの症例で 10 強視野中 3 個以下である。腫瘍壊死や粘液腫状変化を伴うこともある。古典的な平滑筋腫瘍との鑑別点としては，未熟な円形細胞からなる領域を認める点と，T 細胞の浸潤を種々の程度に認める点が挙げられる。EBV はすべての症例で感染が確認される。免疫染色では，smooth muscle actin などの平滑筋マーカーが陽性となる[164]。

　予後は 18 例中 1 例で腫瘍死，2 例で他の原因による死亡が報告されており，いわゆる通常型の平滑筋肉腫よりも予後良好とされている[164]。

C）悪性腫瘍

1. 胸膜肺芽腫　Pleuropulmonary blastoma（PPB）（図 86〜92）

　乳幼児にほぼ限って発症する肉腫様の腫瘍で，IMT を除き小児原発性肺悪性腫瘍では最多である[149, 150]。肉眼的に腫瘍の大部分が嚢胞状であるもの（typeⅠ），嚢胞と充実成分が混じているもの（typeⅡ），充実成分のみでなっているもの（typeⅢ）と分類される。肺実質および胸膜から発生する。組織学的には，嚢胞は非腫瘍性の呼吸上皮に覆われ，上皮下に横紋筋への分化を示すものを含む小型の未熟な腫瘍細胞がみられ，ときにこれらの腫瘍細胞は cambium layer 様の層構造をなす。嚢胞壁内には島状の未熟な軟骨がしばしばみられる。充実成分では，明らかな分化傾向を示さない未熟な腫瘍細胞が高細胞密度で増殖する芽腫様の部分と，短紡錘形腫瘍細胞が散在する疎な間質に胎児型横紋筋肉腫様もしくは紡錘形の肉腫様腫瘍細胞が索状や斑状に存在する肉腫様部分が観察される。著しい多形・異型を示す腫瘍細胞の集塊がしばしば観察される。肉腫様の成分は嚢胞部分より充実部分で多く観察される。免疫染色では，vimentin が陽性であり，横紋筋への分化を示す細胞では筋系マーカーが陽性となる。

　PPB 患児の 40％以上に肺嚢胞性疾患や嚢胞性腎腫，軟骨間葉性過誤腫，甲状腺腫瘍，子宮頸部横紋筋肉腫，網様体髄上皮腫，性腺の腫瘍などの既往歴もしくは家族歴があるとされ，その背景に *DICER1* の異常が確認され[165, 166]，DICER1 症候群とも称される。さらに最近，腎臓の腫瘍である anaplastic sarcoma of the kidney（ASK）が PPB と組織学的類似性を認めることに加えて *DICER1* の異常が報告され[167〜169]，PPB と ASK がそれぞれ肺と腎臓における counterpart の腫瘍であることが示唆された。PPB のうち，特に家族性の症例では腫瘍内の非腫瘍性上皮が DICER1 の免疫染色で発現を欠くことが当初報告されたが[166]，その意義・有用

性についての検討はその後現時点まで認められない。

　PPB の発症年齢の中央値は type I が 8 カ月，type II が 35 カ月，type III が 41 カ月と年長になり，予後は type I が最も良く，type II，III と悪くなる[170]。また，type I の治療後，type II や type III で再発することが報告されている。これらの事実より，PPB は type I から II，III へと進行すると想定されている。一方，type I 類似の囊胞状形態を示しながら，上皮下にみられる細胞に異型が乏しく，線維化や炎症細胞浸潤など反応性変化や壊死を認めるものを，type I -regressed（I r）と称し，これは早期の type I PPB の退縮が示唆されている[171]。さらに，type I PPB は先天性囊胞性肺疾患，特に congenital pulmonary airway malformation type 4 と画像所見，肉眼所見，および組織所見がしばしば重複するため[171]，慎重な診断が必要である。

2. 肺カルチノイド　Pulmonary carcinoid

　神経内分泌系腫瘍であり，若年・中年成人を中心に発症し，小児では稀である。小児例の多くは学童期以降の発症で，乳幼児期の報告はみられない。肺実質に加えて，気道にも発症する。肉眼的には境界明瞭な黄色調であり，気道発症のものは気道内に突出して存在することがある。組織学的には定型カルチノイド typical carcinoid（TC）と異型カルチノイド atypical carcinoid（AC）とに亜分類される。TC は壊死がなく 2 個 /2 mm^2 未満の核分裂像，AC は壊死の存在，もしくは 2〜10 個 /2 mm^2 の核分裂像が診断基準である（11 個 /2 mm^2 以上の核分裂像は神経内分泌癌と診断する）。繊細な顆粒状のクロマチンと不明瞭な核小体を有する核と，少量から中等度の好酸性の細胞質からなるおおむね均一な大きさの多角形の腫瘍細胞からなる。核異型や顕著な多形性が TC でもみられるが，必ずしも高悪性を示唆する所見ではない。免疫組織学的には chromogranin，synaptophysin，CD57，CD56 などの神経内分泌系マーカーが陽性となるが，AC ではときにこれらは局所のみで陽性となる。

3. 肺癌（NUT carcinoma を除く）Pulmonary carcinoma other than NUT carcinoma（図 93，94）

　小児の肺上皮性悪性腫瘍（小児肺癌）は稀であり，多くは学童期以降の年長児に発症する。カルチノイドを除く小児肺癌では，粘表皮癌 mucoepidermoid carcinoma（MEC）が最も高い頻度でみられ，次いで扁平上皮癌や腺癌がみられ，より少ない頻度で細気管支肺胞上皮癌（2015 年版 WHO 分類では上皮内腺癌，adenocarcinoma *in situ*）や小細胞癌がみられる[172]。また，先天性囊胞性肺疾患に肺癌が発生することがあり，congenital pulmonary airway malformation type 1 に adenocarcinoma *in situ*，いわゆる細気管支肺胞上皮癌の発症は複数例の報告がみられる[146, 173]。

　MEC は気管支腺由来の腫瘍で，主に主気管支から区域気管支に発生し，多くは気管支内腔にポリープ状に突出して発育する。組織学的には異型性のいずれも軽い粘液産生細胞，扁平上

皮細胞，中間細胞が種々の割合で混在する．扁平上皮細胞の角化傾向は稀である．免疫組織学的には p63 陽性であり，TTF-1 は陰性である．気管支原性嚢胞に生じた報告例がみられる[174]．MEC の半数以上の症例で *MECT1-MAML2* 融合遺伝子が検出され，より grade が低く予後良好な症例で融合遺伝子陽性とされている[175, 176]．

4. NUT carcinoma（図 95, 96）

染色体 15q14 に存在する *NUT* 遺伝子の転座を伴う腫瘍である．組織学的には通常分化の乏しい小型〜中型の上皮様腫瘍細胞が特定の配列を示さずシート状に密に増殖している．ときに角化真珠を認めるなど扁平上皮への分化が明らかな胞巣を認め，この部分へ低分化の小型腫瘍細胞から唐突に移行する像（abrupt transition）が特徴的である．耳下腺で軟骨への分化を認めた症例報告がある[177]．免疫組織学的には上皮系マーカー（EMA や各種 cytokeratin）に種々の程度で陽性を示すが，現時点で特定の傾向を示すまとまった記載はみられない．p63 は多くの症例で陽性で，CD99 は一部で陽性を示す．神経系マーカー，筋系マーカー，およびリンパ球系マーカーは陰性である．また，NUT（C52）の抗体が開発され，87％の感度，100％の特異度で検出可能であるとされている[178]．

NUT carcinoma はしばしば急速に進行し，非常に予後が悪い．報告によると生存期間中央値は 6.7 カ月，2 年の全生存率は 19％である[179]．多くは局所浸潤性であり，遠隔転移もしばしばみられる．従来小児，若年成人に発症するとされていたが，近年では高齢者の報告がみられるようになり，乳児を含むあらゆる年代に発症し得るといえる．性差は明らかでない．

NUT carcinoma のおよそ 75％は *NUT* 遺伝子と 19p13.1 に存在する *BRD4*（*BRD4-NUT*），もしくは 9q34.2 に存在する *BRD3*（*BRD3-NUT*）と融合遺伝子を形成している．最近 *NSD3-NUT* を同定した肺原発 NUT carcinoma の 1 例が報告されたが[180]，残りは現時点では同定されていない遺伝子との融合遺伝子を形成していると想定されている（NUT-variant）．予後が比較的良い症例に NUT-variant の頻度が高いが，現時点では融合遺伝子型が予後因子となり得るという結論は得られていない．

III. 頭頸部領域の腫瘍

1. 先天性顆粒細胞腫　Congenital granular cell tumor
2. 乳児黒色性神経外胚葉性腫瘍　Melanotic neuroectodermal tumor of infancy
3. 若年性喉頭乳頭腫症　Juvenile laryngeal papillomatosis
4. 軟骨間葉性過誤腫　Chondromesenchymal hamartoma
5. 唾液腺原基腫瘍　Salivary gland anlage tumor
6. 唾液腺芽腫　Sialoblastoma
7. 粘表皮癌　Mucoepidermoid carcinoma
8. 腺房細胞癌　Acinic cell carcinoma

イ．分類の方針

　頭頸部領域は，多様な組織成分から構成されており，発生する腫瘍も多岐にわたっている。多くは良性腫瘍であるが，稀に悪性腫瘍もみられ，臨床的な取り扱いも年齢や発生部位によってさまざまである。本稿では，稀であるが小児期に特徴的にみられるもの，主に成人の疾患であるが小児においてもある程度遭遇し，認識する必要のあるものを採り上げた。

ロ．病理学的所見の説明と文献的考察

1. 先天性顆粒細胞腫　Congenital granular cell tumor（図97, 98）

　Congenital epulis とも呼ばれ，新生児の口腔内，特に上顎の前歯槽隆線に生じる結節状ないしポリープ状の病変である[181, 182]。ほとんどは単発であるが，ときに多発することがある[182]。女児に多い[177, 178]。生後に増大することはなく，小さなものは自然退縮することがある[181]。切除により治癒し，再発，転移はみられない[181]。組織学的には，豊富な顆粒状好酸性細胞質をもつ大型細胞の結節状増生よりなり，背景に豊富な血管が介在し，また歯原性上皮が病変内に取り込まれていることがある[181]。免疫染色では，vimentin, PGP9.5, non-specific enolase (NSE) が陽性となるが，成人の顆粒細胞腫と異なり，S100は陰性である[182, 183]。

2. 乳児黒色性神経外胚葉性腫瘍　Melanotic neuroectodermal tumor of infancy（図99, 100）

　1歳以下の乳児に好発する稀な腫瘍で，多くは頭頸部，特に上顎部に生じるが，大腿骨や精巣上体に発生した報告もある[184, 185]。多くは切除にて治癒し良性の経過をたどるが，ときに局所再発や転移をきたす[183, 186]。網膜上皮の発生初期を模倣した腫瘍と考えられている[184]。組織学的には，小型細胞と，大型細胞の二相性を示す細胞が，豊富な線維性間質を背景に胞巣状に増生している[187]。大型細胞は，細胞質にメラニン色素を有している[187]。多彩な免疫組織学的形質を示し，いずれも neuron specific enolase, synaptophysin, melanocyte antigen

（HMB45）が陽性であるが，ときに desmin や muscle specific actin が陽性，さらに大型細胞は，cytokerain，vimentin が陽性である[184]。鑑別として，neuroblastoma，Ewing sarcoma/PNET，rhabdomyosarcoma が挙げられるが，二相性を示す特徴的な細胞構成，メラニン色素の含有，免疫組織学的所見から区別される[187]。

3．若年性喉頭乳頭腫症　Juvenile laryngeal papillomatosis（図101，102）

20歳以下の小児の喉頭に発生する良性腫瘍である。3つ以上の多発病変をきたすものを，papillomatosis としている。声帯に発症することが多く，口腔内や下気道に広がることもある。5歳以下の発症が多く，性差はない。嗄声，喘鳴，呼吸障害をきたす。Human papilloma virus（HPV），特に6，11型の感染によって引き起こされ[188]，感染経路として，母親からの産道感染が考えられている。

治療は外科的切除である。予後はさまざまで，短期間に再発を繰り返し，その後消退するものもあれば，後年になって再発するものもあり，予測しがたい。病変の広がりにより，生命予後が不良の場合もある。また長期的には，悪性化も報告されている[189]。

組織学的には，線維血管性間質を芯に重層扁平上皮が乳頭状に増生している。ときに角化がみられ，koilocytosis を認めることがある。さまざまな程度の細胞異型をみることがあり，高度な異型をみるときは，悪性化が示唆される。

4．軟骨間葉性過誤腫　Chondromesenchymal hamartoma（図103，104）

鼻腔や副鼻腔に生じる稀な腫瘍で，多くは新生児〜3カ月に発症するが[190]，成人例もみられる[191]。腫瘤を形成し，鼻腔から，隣接する副鼻腔，篩板を通って頭蓋内にしばしば進展する[190, 191]。呼吸障害や中耳炎を伴う。完全切除されれば治癒するが，発生部位により切除が困難なことがあり，残存病変があると再発することがある[190]。最近，胸膜肺芽腫に合併した症例に，*DICER1* 遺伝子の生殖細胞系列変異あるいは体細胞変異がみつかっており，本疾患が *DICER1* 症候群の一部である可能性が示唆されている[192]。

組織学的には，さまざまな間葉系成分から構成され，分葉状の硝子軟骨，粘液腫様背景に紡錘形細胞が増生した間質，骨や脂肪組織がみられる[190, 193]。細胞密度や軟骨の成熟の程度はさまざまだが，異型はみられない。Aneurysmal bone cyst に似た，拡張した血管を伴うことがある。免疫組織学的には，軟骨組織に S100 が染まり，間質の紡錘形細胞には，S100，CD68，smooth muscle actin や EMA が部分的に染まる[190, 193]。

5．唾液腺原基腫瘍　Salivary gland anlage tumor（図105〜107）

生下時あるいは新生児期早期に，鼻咽頭，特に後鼻中隔に発生するポリープ状の腫瘍で，呼吸障害を伴う。男児に多い[193]。胎生期の唾液腺に類似した過誤腫性病変と考えられている[193]。切除によって治癒し，再発や転移は報告されていない[194]。

組織学的には，扁平上皮や管腔様構造といった二相性をとる上皮系細胞の増生と，卵形ないし紡錘形細胞といった間葉系細胞の密な増生からなる。紡錘形細胞は部分的に束状になったり，未熟な管腔様構造を模した像を呈している。免疫組織学的には，上皮系細胞には，cytokeratin，EMA が陽性で，間葉系細胞には，cytokeratin，vimentin や actin といったさまざまなマーカーが陽性となる[193]。

6. 唾液腺芽腫　Sialoblastoma（図108，109）

新生児または乳幼児にみられる腫瘍で，大唾液腺，特に耳下腺に好発する。無症状のことが多いが，ときに潰瘍を伴ったり，麻痺を呈することがある[195]。臨床態度はさまざまで，局所再発や所属リンパ節，肺への転移を認めることがある[195,196]。治療は完全切除が望ましいが，再発や残存腫瘍がある場合は放射線治療されることもある[196]。

組織学的には，未熟な細胞ないし基底細胞様細胞が，粘液腫様の線維性間質を背景に胞巣状，小葉状に増生する。胞巣辺縁では柵状に配列する傾向がある。ときに腺管を形成し，胎生期の唾液腺組織を模倣する像がみられる。核異型は軽度であるが，症例によっては，核異型や壊死がみられ，また神経や脈管に浸潤することがあり，予後と関連する所見とされている[195,196]。免疫組織学的には，cytokeratin が腺管に陽性で，S100，smooth muscle actin が基底細胞様細胞にさまざまな程度に陽性となる[195,196]。

7. 粘表皮癌　Mucoepidermoid carcinoma（図110，111）

小児の唾液腺悪性腫瘍のうち最も多く50％を占める[197]。好発部位は耳下腺であるが，口蓋，口腔粘膜，下顎骨にも発生する。5歳から15歳に多い[198]。病因は不明だが，一部に放射線照射の関与がいわれている[199]。痛みのないことが多く，緩徐に増大する腫瘤として発症する。治療は完全切除が望ましく，残存病変がある場合は再発することがあり，転移もみられる。臨床病期と組織学的 grade が主な予後因子であるが[200,201]，小児例は low grade が多く，良性の経過をたどるものが多い。

組織学的には，粘液細胞，上皮様細胞，中間細胞がさまざまな割合で混在する。Low grade では，粘液を入れた囊胞を伴うが，high grade のものでは，充実性増殖が目立ち，細胞異型，多形性，核分裂像，壊死，神経浸潤や血管侵襲像がみられるようになる[201]。免疫組織学的には，腫瘍細胞は cytokeratin が陽性で，EMA，CEA，S100 がときに陽性となる。Squamous cell carcinoma と異なり，cytokeratin 7 に陽性となる[202]。

8. 腺房細胞癌　Acinic cell carcinoma（ACC）（図112～114）

唾液腺の漿液性腺房細胞への分化を示す上皮性悪性腫瘍である。小児の唾液腺悪性腫瘍のうち mucoepidermoid carcinoma に次いで多い[203]。好発部位は耳下腺であるが，顎下腺，口腔内小唾液腺にも発生する[204]。10歳代に多い。痛みのないことが多く，緩徐に増大する腫瘤と

して発症する[205]。一般に予後は良く，治療は完全切除が望ましいが，周囲組織への浸潤傾向があると，しばしば再発し転移もみられる[205]。組織学的には，腫瘍細胞が，充実性／分葉状，微小嚢胞状，乳頭状－嚢胞状，濾胞状といったさまざまなパターンを呈して増生する[203]。腫瘍細胞の一部は，細胞質にzymogen顆粒を含み漿液性腺房細胞への分化を示すが，ほかに介在部導管様細胞，空胞状細胞，淡明細胞，非特異的腺細胞といった細胞が出現する。免疫組織学的には，zymogen顆粒内の酵素であるamylaseが腫瘍細胞に陽性となるが，感受性に乏しい[198]。DOG1が漿液性腺房細胞への分化を示す有用なマーカーとして注目されている[206]。最近，新たな疾患として，mammary analogue secretary carcinoma（MASC）が提唱されている[207]。ACCと組織学的に非常に類似しており，鑑別がしばしば問題となるが，MASCはACCと異なり，*ETV6-NRTK3*融合遺伝子を有することが特徴である[207]。

IV. 甲状腺腫瘍

A. 良性腫瘍
 1. 濾胞腺腫　Follicular adenoma
  特殊型　Variants
   a) 好酸性細胞型濾胞腺腫　Follicular adenoma, oxyphilic cell (oncocytic) variant
   b) 明細胞型濾胞腺腫　Follicular adenoma, clear cell variant
   c) 異型腺腫　Atypical adenoma
B. 悪性腫瘍
 1. 乳頭癌　Papillary carcinoma
  特殊型　Variants
   a) 濾胞型乳頭癌　Papillary carcinoma, follicular variant
   b) 大濾胞型乳頭癌　Papillary carcinoma, macrofollicular variant
   c) 好酸性細胞型乳頭癌　Papillary carcinoma, oxyphilic cell (oncocytic) variant
   d) びまん性硬化型乳頭癌　Papillary carcinoma, diffuse sclerosing variant
   e) 充実型乳頭癌　Papillary carcinoma, solid variant
   f) 篩型乳頭癌　Papillary carcinoma, cribriform variant
   g) その他の亜型 (tall cell variant, clear cell variant, columnar cell variant, etc)
 2. 濾胞癌　Follicular carcinom
  特殊型　Variants
   a) 好酸性細胞型濾胞癌　Follicular carcinoma, oxyphilic cell (oncocytic) variant
   b) 明細胞型濾胞癌　Follicular carcinoma, clear cell variant
 3. 髄様癌　Medullary carcinoma
 4. その他
   a) 未分化癌　Undifferentiated (anaplastic) carcinoma
   b) 低分化癌　Poorly differentiated carcinoma

イ．分類の方針

　甲状腺腫瘍は組織学的に，良性腫瘍，悪性腫瘍，腫瘍様病変に分けられる。良性腫瘍には，濾胞腺腫，悪性腫瘍には，乳頭癌，濾胞癌，髄様癌，低分化癌，未分化癌と悪性リンパ腫，その他の甲状腺原発腫瘍，続発性（転移性）腫瘍が含まれる。本アトラスでは，『甲状腺癌取扱い規約第7版』，2004年のWHO分類に基づき，小児において頻度の高い病変を中心に解説する。

ロ．病理学的所見の説明（小児に多い組織型について）

1．乳頭癌　Papillary carcinoma

　甲状腺濾胞上皮細胞に由来し，すりガラス状核 ground glass nucleus，核内細胞質封入体 intranuclear cytoplasmic inclusion，核溝 nuclear groove，核の重積 overlapping nuclei といった特徴的な核所見を示す悪性腫瘍と定義される．しばしば砂粒体 psammoma body を伴う．

【小児に多い特殊型】

①濾胞型乳頭癌　Papillary carcinoma, follicular variant（図 115）
　乳頭癌の細胞学的特徴を示すが，乳頭状構造はみられず，濾胞状構造のみからなる乳頭癌である．

②びまん性硬化型乳頭癌　Papillary carcinoma, diffuse sclerosing variant（図 116）
　片葉または両葉がびまん性に硬く腫大し，腫瘍部と非腫瘍部の境界が不明瞭である．組織学的には，リンパ管内への広範な腫瘍の浸潤（癌性リンパ管症），扁平上皮化生と多数の砂粒体形成，高度のリンパ球浸潤，著明な線維化を特徴とする．

③充実型乳頭癌　Papillary carcinoma, solid variant（図 117）
　腫瘍細胞の大部分が充実性シート状増殖を示すが，核溝や核内細胞質封入体などの乳頭癌に特徴的な細胞所見を有している．充実性構造が基本だが，索状構造 trabecular pattern，島状構造 insular pattern からなるものも含まれる．低分化癌との鑑別が問題となる場合もあるが，壊死はなく，核の多形性や核分裂像は目立たず，Ki-67 陽性率が低い（<5％）．

④篩型乳頭癌　Papillary carcinoma, cribriform variant
　一般的に被膜で囲まれた孤立性腫瘤を形成する．乳頭癌類似の核所見を示すが，核溝や細胞質核内封入体などの典型像は比較的少ない．立方状から円柱状の好酸性腫瘍細胞が篩状から濾胞状の構造を示して増殖するが，拡張した不整な濾胞腔にはコロイドはみられない．乳頭状構造や索状構造も混在してみられる．全例ではないがモルラ構造と呼ばれる扁平上皮様の充実性細胞巣が散在性にみられる．充実性細胞巣を構成する細胞を主体に核が明るく抜ける像（peculiar nuclear clearing）がみられる．免疫組織化学的に β-catenin が核に集積し，エストロゲン受容体，プロゲステロン受容体が核に陽性となる．また TTF-1 は陽性であるが，thyroglobulin は陰性である．

2．濾胞癌　Follicular carcinoma

　組織学的には小児例も成人例と同様の像を示す．ただし微小浸潤型（被包型）よりも広範浸潤型が多く，初発時に多発性の血行性転移を伴うものもみられる．

3．髄様癌　Medullary carcinoma

　C 細胞への分化を示し，充実胞巣状，管状，乳頭状などの多彩な組織像を呈するため，最終

的にはカルシトニン産生を確認することで診断される。間質にはアミロイドの沈着が認められる。

4. その他
a) 未分化癌　Undifferentiated (anaplastic) carcinoma

　急速に増大する腫瘍で，高度な細胞異型，構造異型を示し，壊死・出血が高頻度に認められる。未分化癌に高分化癌（乳頭癌ないし濾胞癌）の成分を伴う場合には，未分化癌に分類する。

b) 低分化癌　Poorly differentiated carcinoma

　高分化癌と未分化癌との中間的な組織像，生物学的態度を示す癌で，乳頭癌に典型的な核所見はみられない。低分化癌では，充実性，索状，島状の増殖を示す低分化成分が腫瘍の50%以上に認められる。

ハ．文献的考察

　小児甲状腺癌は稀で，1年あたりの発症率は10万人に対し0.54であるが[208]，甲状腺結節のなかで癌の占める割合は成人の5%に比べて小児では26%と相対的な頻度は高い[209]。男女比は1：4，組織型では，乳頭癌82.8%（うち濾胞型乳頭癌22.5%），濾胞癌9.5%，髄様癌5.0%を占めている[208]。小児の乳頭癌は，成人と比較して頸部リンパ節転移（78%），遠隔転移（6%）の頻度が高く，術後局所再発率も高い（術後5年で20%）が，30年生存率は91%と生命予後は良好である[210]。

　国内の20歳以下の若年者甲状腺癌180例の統計では，発症時年齢は最年少で9歳，15歳以下の小児は22.2%と少ない[211]。組織型別では，15歳以下の小児でも乳頭癌が74.4%と最も多く，そのうち濾胞型乳頭癌は10.3%，びまん性硬化型乳頭癌は12.8%を占める[211]。濾胞型乳頭癌は，小児では被膜をもたないものがほとんどで，通常の乳頭癌と同様の増殖浸潤様式を示す。びまん性硬化型乳頭癌ではびまん性の甲状腺腫大を示し，しばしば抗甲状腺自己抗体の上昇がみられるため，慢性甲状腺炎（橋本病）との鑑別が問題となる。リンパ節転移が必発で，血行性遠隔転移も認められる。充実型乳頭癌，篩型乳頭癌や髄様癌も成人と比較すると頻度が高い[211]。充実型乳頭癌は放射線内被曝との関連がみられ，チェルノブイリ原発事故後の小児甲状腺癌では充実型乳頭癌が多かったと報告されている。篩型乳頭癌は，家族性大腸ポリポーシスに伴う甲状腺腫瘍として1994年に報告され，*APC*遺伝子が原因遺伝子として同定された[212]。二次性徴以降の若年から成人女性に発生する。小児・若年者の乳頭癌で最も頻度が高いのは*RET*遺伝子再構成で，3'末端側にチロシンキナーゼである*RET*遺伝子と5'末端側にさまざまな遺伝子が癒合したキメラ遺伝子（*RET/PTC*と呼ばれる）が形成される。乳頭癌で認められるキメラ遺伝子の90%以上がinv (10) (q11.2；q21)による*RET/PTC1*（*CCDC6-RET*）またはinv (10) (q11.2；q10)による*RET/PTC3*（*NCOA4-RET*）の2つである[213]。

髄様癌の約20％は常染色体優性遺伝を示す家族性である。小児では多発性内分泌腫瘍症 multiple endocrine neoplasia（MEN）2型として発症することが多く，*RET*遺伝子のミセンス変異が認められる。MEN 2A型（Sipple症候群）は，エクソン10，11に変異が集中しており，褐色細胞腫，髄様癌，副甲状腺機能亢進症を特徴する症候群である。MEN 2B型は，エクソン16に変異が集中しており，多発性粘膜神経腫，髄様癌，褐色細胞腫，マルファン症候群を特徴とする。高齢者に多い未分化癌は小児ではみられない。

　生殖細胞系列に*DICER1*遺伝子変異を有する*DICER1*症候群では，しばしば多結節性の甲状腺過形成 multinodular goiter が認められる[214]。*DICER1*症候群では，胸膜肺芽腫の治療後に甲状腺癌が二次がんとして発症した症例も報告されている[215]。二次がんとしての甲状腺癌は，急性リンパ性白血病やホジキンリンパ腫など，最初のがんの10数年後に発症し，放射線治療による甲状腺への被曝歴をもつものが多い[216]。

V．副腎腫瘍

> 1. 副腎皮質腫瘍　Adrenal cortical tumor
>   a）副腎皮質腺腫　Adrenal cortical adenoma
>   b）副腎皮質癌　Adrenal cortical carcinoma
> 2. 褐色細胞腫　Pheochromocytoma
> 3. 神経芽腫群腫瘍　Peripheral neuroblastic tumor
> 4. 褐色細胞腫と神経芽腫群腫瘍の混成腫瘍　Composite pheochromocytoma

イ．分類の方針

　副腎腫瘍は，副腎皮質から発生する副腎皮質腺腫と副腎皮質癌，副腎髄質から発生する褐色細胞腫（良性，悪性）およびその他の副腎原発腫瘍，続発性（転移性）腫瘍に分類される。副腎以外から発生する褐色細胞腫は，副腎外傍神経節腫と称される。小児の副腎原発腫瘍として最も多い神経芽腫群腫瘍（神経芽腫，神経節芽腫，神経節腫）や褐色細胞腫と神経芽腫群腫瘍が混在している混成腫瘍は本シリーズ第2巻の神経芽腫群腫瘍を参照されたい。

ロ．病理学的所見の説明と文献的考察

　特に小児に関連する事柄を中心に述べる。

1．副腎皮質腫瘍　Adrenal cortical tumor（図118～120）

　副腎皮質腫瘍の良悪性の鑑別は必ずしも容易ではなく，肉眼所見や臨床的・病理組織学的因子を総合的に判断して行う。

副腎皮質癌では割面は黄褐色から暗褐色を呈しており，広範な出血，壊死がみられることもある。組織学的には副腎皮質細胞の形態学的特徴を有していることが多い。腫瘍細胞は，洞状の血管網を有しながら，無構築的に，あるいは太い索状，大型胞巣状に増殖する。腺腫と同様の明確な索状，胞巣状増殖を呈することもある。毛細血管，静脈，被膜への浸潤が認められる。核異型は，腺腫との鑑別が難しく，ほとんど認められない例から非常に高度の多形性を示す例までさまざまである。核分裂像も同様で，症例によって異なる。

　副腎皮質癌の診断として，成人で用いられている Weiss の改訂基準[217]の妥当性については，小児では議論のあるところである。Wieneke らは，腫瘍重量 >400 g，腫瘍サイズ >10.5 cm，副腎外脂肪織 and/or 隣接臓器への進展，下大静脈への浸潤，静脈浸潤，被膜浸潤，腫瘍壊死，核分裂像 >15/20 HPF，異常核分裂像の 9 項目の有無について検討し，小児における副腎皮質腫瘍の生物学的ふるまいを予測することを試みた。上記基準のうち 2 項目以下であれば，良性，4 項目以上は悪性と判断する。3 項目になると 18 例中 3 例で悪性の経過がみられ，術後経過は予測できないと報告している[218]。

　副腎皮質癌は脈絡叢癌とともに，第 17 番染色体短腕上（17p13.1）に位置するがん抑制遺伝子 *TP53* 遺伝子の germline mutation との関連が強い腫瘍であり，Li-Fraumeni 症候群として発症することが知られている[219]。Li-Fraumeni 症候群では，このほかに横紋筋肉腫，骨肉腫などの肉腫や乳腺，胃，大腸，肺といった多くの臓器にがんが多発する。

2. 褐色細胞腫　Pheochromocytoma

　腫瘍は柔らかく，割面は肌色で，しばしば出血を伴い，チョコレート色の液体を入れた囊胞変性が認められる。組織学的には，線維血管性間質に境界された胞巣状（zellballen）構造を呈し，腫瘍細胞の集団を支持細胞（sustentacular cell）と毛細血管が取り囲んでいる。腫瘍細胞は，クロモグラニン A 陽性，支持細胞は S100 タンパク陽性である。

　褐色細胞腫は，MEN2A 型，MEN2B 型や von Hippel-Lindau 病，神経線維腫症（neurofibromatosis: NF1）1 型として発症することがあり，原因として *RET*，*VHL*，*NF1* 遺伝子変異が挙げられる。また遺伝性褐色細胞腫・傍神経節細胞腫症候群（hereditary pheochromocytoma/paraganglioma syndrome: HPPS）は，コハク酸脱水素酵素（複合体 II）のサブユニットをコードする遺伝子 *SDHA*，*SDHB*，*SDHC*，*SDHD* および *SDHAF2* の変異が原因とされている。*SDHB* 変異は，副腎外発生，転移，予後不良と関連している[220]。

VI. 乳腺腫瘍

A) 上皮性腫瘍
 1. 分泌癌　Secretory carcinoma
B) 線維上皮性腫瘍
 1. 線維腺腫　Fibroadenoma
 2. 葉状腫瘍　Phyllodes tumor
C) 腫瘍様病変
 1. 若年性乳頭腫症　Juvenile papillomatosis
 2. 思春期過形成　Pubertal（juvenile または virginal）hypertrophy

イ．分類の方針

　乳腺は胎生期に表皮から内向性に増殖する腺管が分岐して形成される。組織学的には乳汁を産生する小葉と乳頭をつなぐ導管，その周囲の結合組織より構成される。乳腺の上皮細胞には内腔側の上皮細胞とその外側の筋上皮細胞の2種類がある。

　乳腺に発生する腫瘍の多くは上皮性であり，良性腫瘍では上皮細胞と筋上皮細胞の2細胞性（2相性）がみられるのに対し，悪性腫瘍は間質に浸潤すると筋上皮細胞はみられなくなる。また，間質細胞と上皮細胞がともに増殖する腫瘍もあり，線維上皮性腫瘍と呼ばれる。その場合も基本的に上皮は2細胞性を示す。

　本邦では乳腺腫瘍の分類として乳癌取扱い規約の分類（2012年）があるが，WHO分類（2013年）とは異なる点が少なくない。本書では小児において多くみられる腫瘍を採り上げ，腫瘍様病変を含めて記載する。なお，リンパ腫や白血病の浸潤や転移性腫瘍など乳腺に特有なものではない腫瘍については小児に好発するものでも割愛した。

ロ．病理学的所見の説明と文献的考察
A) 上皮性腫瘍
1. 分泌癌　Secretory carcinoma（図121，122）

　腺腔内あるいは細胞質内に好酸性分泌物が目立つ癌で，特徴的な染色体の転座 t（12;15）とそれに伴う融合遺伝子 *ETV6-NTRK3* の形成がみられる[221]。当初は小児例が多く juvenile carcinoma と呼ばれていた。実際には成人例も多く，本腫瘍を分泌癌と命名した Tvassoli らの報告では19例中14例が成人であり，患者年齢の中央値は25歳である[222]。

　組織学的に腫瘍細胞は微小嚢胞状，充実性，腺管状などのパターンを呈して増殖する（図122）。分泌物は PAS, alcian blue 染色で陽性となる。免疫染色では腫瘍細胞は cytokeratin, EMA, S100蛋白が陽性であり，cytokeratin 5/6 や cytokeratin 14 が陽性となることもある（図123）。また，ER, PgR, HER2 は陰性であり，basal-like phenotype を呈するが[223]，分泌

癌は低悪性度の腫瘍とされており，特に小児例では成人例よりも予後が良好である[224]。

B）線維上皮性腫瘍

1．線維腺腫　Fibroadenoma（図123，124）

　上皮成分と間質成分がともに増殖する良性腫瘍である．境界明瞭な結節を形成する．上皮細胞は上皮細胞と筋上皮細胞よりなる2細胞性を示す．上皮成分が小型腺管状にみられる管周囲増殖型，スリット状の腺管を形成する管内増殖型に大別されるが，両者を区別する臨床的な意義は乏しい．

　若い女性にみられる本腫瘍の中には間質の細胞密度の上昇が顕著で，上皮の過形成を伴うものがあり，若年型線維腺腫 juvenile fibroadenoma と呼ばれる．若年型線維腺腫はしばしば典型的な線維腺腫よりも急速に増大して大きな腫瘤を形成し，巨大線維腺腫 giant fibroadenoma と呼ばれることもある．上皮の増殖が目立つために，ときに low grade ductal carcinoma in situ との鑑別が問題となるが，そのような病変が若年型線維腺腫の内部に限局するときには良性寄りに判断すべきである[225]。

　分子生物学な解析では，本腫瘍において増殖している細胞は多くの場合，上皮，間質細胞ともに多クローン性である[226]。

2．葉状腫瘍　Phyllodes tumor（図125，126）

　上皮成分と間質成分がともに増殖する腫瘍のうち，間質成分が腺腔内に大きく突出して腺腔が裂隙状になり，いわゆる葉状 leaf-like 構造をとるものである．上皮細胞は上皮細胞と筋上皮細胞よりなる2細胞性を示す．間質の細胞密度は線維腺腫よりも高く，上皮下で細胞密度が高い傾向がある．

　間質細胞の密度，異型，核分裂像の数，間質の過剰増殖 stromal overgrowth の有無などの点で良性，境界悪性，悪性に分類される．核分裂像は良性葉状腫瘍では通常，高倍10視野あたり5個未満であるが，悪性葉状腫瘍では10個以上となる．

C）腫瘍様病変

1．若年性乳頭腫症　Juvenile papillomatosis

　若い女性に好発する境界の比較的明瞭な腫瘤である．患者の平均年齢は20歳前後で，小児にも多く発生する．3〜6割の患者は乳癌の家族歴があり，10％程度の患者において術後に乳癌が発生する[227]。

　腫瘤の大きさは5 cm までのものが多く，割面には種々の大きさの囊胞が多数みられ，Swiss-cheese hyperplasia とも呼ばれる．組織学的には囊胞内の上皮増殖がみられるが線維性間質を欠いており，真の乳頭状増殖ではなくむしろ乳管過形成といえる．また，アポクリン化生，硬化性腺症，上皮の過形成を伴わない囊胞もみられる．

2. 思春期過形成　Pubertal (juvenile または virginal) hypertrophy

男女いずれの乳腺にも発生する過形成で，両側性のことが多いが，片側性のこともある。10歳代前半に発生し，急速に乳房が腫大する。女児では初潮の前後に生じることが多い。

周囲の乳腺組織との境界は不明瞭である点が，境界明瞭な腫瘤を形成する若年性線維腺腫と異なる。組織学的に上皮細胞と筋上皮細胞よりなる乳管と結合組織成分の両者が増生する。

Ⅶ．心臓腫瘍

1. 心横紋筋腫　Cardiac rhabdomyoma
2. 心線維腫　Cardiac fibroma
3. 心奇形腫　Cardiac teratoma

イ．分類の方針

小児の心臓原発腫瘍は極めて稀で，病理解剖から類推する有病率は0.3％以下とされ，ほとんどが胎生期に発生しているといわれている。また，横紋筋腫や奇形腫，線維腫などの良性腫瘍が大部分を占めることも特徴である[228]。一方，成人で多く認められる粘液腫は小児期には少ない。本分類ではWHO分類に準拠し，特に小児に頻度の高い腫瘍を中心に採り上げた。

ロ．病理学的所見の説明と文献的考察

1. 心横紋筋腫　Cardiac rhabdomyoma（図127）

結節性硬化症との関連が重要で，ほとんどの横紋筋腫でそれを合併しているとされている。また，結節性硬化症の40～80％で横紋筋腫の合併を認める。心臓のどの箇所にも認められるが，多くは心室に発生する。90％以上は多発性で，1 mm以下の多数の小結節を伴うような症例も認められる。組織学的には，被膜を伴わない境界明瞭な腫瘍で，大型の腫瘍細胞より構成される。これらは明るい細胞質が特徴で，グリコーゲン蓄積に伴う空胞変性が著明である。また，"spider cell"と呼ばれるような，核から放射状に伸びる筋原線維の突起が，あたかもクモの巣様に見える細胞を伴うことがある[228]。結節性硬化症関連横紋筋腫に関して，*TSC1*および*TSC2*遺伝子異常が報告されており，*TSC1*はhamartin，*TSC2*はtuberinをコードしている[229]。通常tuberin-hamartin複合体が，mTOR経路を抑制することにより過剰な細胞増殖や肥大を抑制すると考えられており，腫瘍発生との関連が示唆されている。約半数の症例で自然退縮を認めたとの報告もあるが，高度の流出路狭窄や不整脈などを伴う症例では致死的となる。

2. 心線維腫　Cardiac fibroma（図128）

ほとんどの症例が1歳以下で診断されるが，成人例も認められる。178例中の中央値は2.8歳との報告もある[230]。通常5cm程度の腫瘍で，心室中隔や左右心室自由壁に好発し，心房発生は稀である。

組織学的には，被膜形成はなく，周囲心筋に対して浸潤様に発育する。卵円形から先細の核，淡い好酸性の細胞質からなる紡錘形腫瘍細胞が豊富な膠原線維性間質を伴いながら互いに緩やかに交差するように配列する。石灰化や粘液腫状変化を伴うこともある。乳児例では膠原線維性間質に乏しく，細胞密度の高いものも認められ，核分裂や髄外造血を伴うことがある[228]。

良性ではあるが，心横紋筋腫のような自然退縮は認めず，緩やかに増大する。そのため，循環動態への重度合併症を伴う例では致死的となる。

3. 心奇形腫　Cardiac teratoma

90％以上が心膜発生例であり，心筋発生のものは非常に稀である。また，75％以上が15歳以下の小児発生といわれている。心筋発生例では生下時から6歳までの報告である。組織学的にはほとんどの症例が成熟あるいは未熟奇形腫であり，稀に卵黄嚢腫瘍の報告も認められる[231]。外科的切除が原則であり，治療法や予後はその他の部位に発生した奇形腫と同様であるが，切除不能例や循環動態への重度合併症を伴う例では致死的となる。

Ⅷ. 消化管腫瘍

1. ポイツ・イェガース症候群　Peutz-Jeghers syndrome
2. 若年性ポリープ／ポリポーシス　Juvenile polyp/polyposis
3. 家族性大腸腺腫症　Familial adenomatous polyposis（FAP）
4. 腺癌　Adenocarcinoma
5. 消化管間質腫瘍　Gastrointestinal stromal tumor（GIST）
6. その他の消化管間葉系腫瘍　Other mesenchymal tumor of the gastrointestinal tract

イ. 分類の方針

小児期に発生する消化管腫瘍は比較的少ないが，家族性大腸腺腫症やポイツ・イェガース症候群などに基づくポリープは遺伝性疾患として小児期に初発し，そのまま成人期に持ち越すことが多い。また，成人に多く認められる胃腸管間質腫瘍は通常 *KIT/PDGFRA* 遺伝子変異を伴うが，小児期発生例では野生型が多く，遺伝学的背景が異なるとされる。また，その他臨床病理学的事項にも差が認められることが報告されている。本分類では小児消化管腫瘍として，

ロ．病理学的所見の説明と文献的考察

1. ポイツ・イェガース症候群　Peutz-Jeghers syndrome（図129）

　口唇および口腔粘膜，足底，手掌への色素沈着，胃から大腸に至る多発性過誤腫性ポリポーシスである．組織学的には，放射状・樹枝状に分岐する粘膜筋板の増生を背景に，異型のない円柱上皮を伴っている．底部ではパネート細胞や内分泌細胞が認められる．

　常染色体優性遺伝疾患で STK11/LKB1 が原因遺伝子として同定されている．ポリープそのものの腫瘍化の頻度は低いが，消化管癌や精巣の大細胞性石灰化セルトリ細胞腫，卵巣の輪状細管を伴う性索腫瘍，子宮頸部腺癌，乳癌，膵臓癌の合併頻度が高い．

2. 若年性ポリープ／ポリポーシス　Juvenile polyp/polyposis（図130）

　直腸・S状結腸に好発し，出血を伴うことが多い有茎性表面平滑なポリープである．組織学的には炎症性浮腫性間質を背景に，正常上皮よりなる嚢胞状の拡張した腺管を多数認める．

　通常単発であるが，多発症例や若年性ポリープの家族歴を有するものは若年性ポリポーシスと呼ばれる．若年性ポリポーシスでは TGF-β の細胞内シグナル伝達にかかわる SMAD4 と BMPR1A が原因遺伝子として同定されているが，約半数例はそれらの遺伝子異常を認めないため，その他の遺伝子の関与も示唆されている．また，若年性ポリポーシスでは39〜68％の症例で発がんするとされ，注意が必要である[232]．

3. 家族性大腸腺腫症　Familial adenomatous polyposis（FAP）

　大腸や小腸，胃にポリープ病変をきたす常染色体優性遺伝疾患で，5q21-22 に位置する APC 遺伝子異常に起因する．FAP の亜型として，Gardner 症候群（類表皮嚢胞，骨腫，歯牙異常，desmoid-type fibromatosis など腸管外病変が著明）や Turcot 症候群（髄芽腫や膠芽腫などの脳腫瘍を伴う），attenuated FAP（古典的 FAP よりポリープ数が少なく高齢発症）が知られている．組織学的には，小腸・大腸に管状や管状絨毛，絨毛，鋸歯状腺腫が多発する．胃にもポリポーシスを発症するが，若年者には胃底腺ポリープがみられることが多い．

　癌化の平均年齢は40歳前後であるが，若年者でもそのリスクは高く注意が必要である．FAP の死因としては大腸癌が最も多いが，desmoid-type fibromatosis がそれに次ぐ．また，FAP 家系では肝芽腫発症に注意する必要がある．

4. 腺癌　Adenocarcinoma

　消化管に発生する腺癌は成人から老年期に多く認められるが，小児期にも稀に発生することがある．小児がん学会全数把握事業によると，2009年に胃癌2例，盲腸癌1例，直腸癌1例，2010年に胃癌1例，2011年に食道癌1例，直腸癌1例が報告されている．組織学的には低分

化型腺癌が多く，胃で82％，大腸で60％が印環細胞癌を含む低分化癌であるとの報告もある。発生の要因としては，遺伝性ポリポーシスやマイクロサテライト不安定性なども考えられるが，多数例を用いた解析も難しく，一定の見解を得ていないようである。

5. 消化管間質腫瘍　Gastrointestinal stromal tumor（GIST）（図131，132）
a）GIST の組織所見

　Cajal 細胞由来の間葉系腫瘍で，消化管のいずれの部位にも発生するが，胃が最も多く（55％），次いで小腸（30％），大腸・直腸（5％）で，大網・腸間膜といった消化管外にも稀に発生する。通常発生に性差はなく，中高年（中央値は60歳代）に好発する。

　組織学的には，非常に多彩な形態をとることが特徴で，紡錘形細胞や類上皮細胞，印環細胞，顆粒状細胞，多角細胞といった細胞が柵状，束状，花むしろ状，シート状，胞巣状に配列する。それらの細胞像の優勢度により，① spindle cell type，② epithelioid cell type，③ mixed spindle and epithelioid cell type の3つの組織型に分類する。核分裂像は種々の程度に認められる。また，粘液腫状の間質を伴う例やPAS陽性の skenoid fiber が目立つ例も認められる。

　免疫染色では約95％の症例でc-kit（CD117）が陽性となり，そのほか，DOG1，CD34，protein kinase C theta なども特異的なマーカーとして知られている。ただし，h-caldesmonでは約80％の症例で陽性となるほか，頻度は低いものの smooth muscle actin や desmin，S100蛋白が陽性となる例もあり，注意が必要である。

b）悪性度の評価

　リンパ節転移は比較的稀であるが，諸臓器への転移浸潤を認める。悪性度の評価法として，Miettinen 分類，Fletcher 分類，modified-Fletcher 分類が知られており，腫瘍径や核分裂数，発生部位（胃あるいはその他），腫瘍破裂の有無により，低悪性度群，中等度悪性群，高悪性度群に分類される[233, 234]。また，血管浸潤例では有意に予後不良であったとの報告もある。

c）小児 GIST の特徴

　極めて稀に小児にも発生する（GIST 全体の1％未満）とされているが，その組織学的特徴や遺伝学的背景，生物学的悪性度は成人型のそれとは異なっている。小児GISTの特徴としては，女児に多く，胃に好発するが，しばしば多発例も認められる。組織学的には epithelioid cell type で多結節性増殖を認める。リンパ節転移をきたす点が成人例との最大の相違点で，Fletcher 分類や Miettinen 分類で低悪性度群とされても転移を認めることがあり，注意が必要である。経過が長いことも特徴で，長期間の経過観察が必要とされる。免疫染色では，c-kit に陽性となるが，KIT や PDGFRA 遺伝子に変異は認められず，イマチニブ抵抗性である可能性が考えられる[235]。

　近年，コハク酸脱水素酵素 succinate dehydrogenase（SDH）のサブユニット A-D のいずれかに変異を有することが多いことが報告された[236]。それらのサブユニットの変異に伴い

表6. 消化管間葉系腫瘍とそのポイント（GISTを除く）

細胞分化	組織型	組織学的特徴	免疫組織化学・分子生物学所見
線維芽・筋線維芽細胞	デスモイド型線維腫症	線維芽・筋線維芽細胞の増殖，豊富な膠原線維	β-catenin（核に+），c-kit（-），DOG1（-）
	炎症性筋線維芽細胞腫瘍	紡錘形細胞の束状配列，著明な炎症細胞浸潤	ALK（+），SMA（+），c-kit（-），*TPM3/4・CLTC・RANBP2-ALK*
	叢状線維粘液腫	異型に乏しい紡錘形細胞，粘液基質，叢状増殖	SMA（+），CD10（+），c-kit（-），DOG1（-），S100（-）
神経	神経鞘腫	紡錘形細胞，束状配列，lymphoid cuff	S100（+），c-kit（-），DOG1（-），CD34（-）
分化不明	消化管明細胞肉腫様腫瘍	類円形核，淡明・好酸性細胞質，多結節状増殖	S100（+），HMB45（-），Melan A（-），*EWSR1-ATF1・CREB1*
	血管周囲類上皮細胞腫瘍	類上皮・紡錘形細胞，血管周囲配列	HMB45（+），Melan A（+），SMA（+）

SDHの機能が低下し，HIF-1αが活性化されることが腫瘍発生の一因と考えられている．なお，いずれのサブユニットの変異であってもSDH複合体が不安定化するため，免疫染色によるSDHB発現消失の確認が有用である．

6. その他の消化管間葉系腫瘍　Other mesenchymal tumor of the gastrointestinal tract

　前述のGIST以外にもごく稀ではあるが，デスモイド型線維腫症 desmoid-type fibromatosisや炎症性筋線維芽細胞腫瘍 inflammatory myofibroblastic tumor，叢状線維粘液腫 plexiform fibromyxoma，神経鞘腫 schwannoma，消化管明細胞肉腫様腫瘍 clear cell sarcoma-like tumor of the gastrointestinal tract，血管周囲類上皮細胞腫瘍 perivascular epithelioid cell tumor（PEComa）といったさまざまな種類の間葉系腫瘍の発生が報告されている（表6）．

Ⅸ．皮膚腫瘍

> A）角化細胞性腫瘍および腫瘍類似病変　Keratinocytic tumors and tumor-like lesions
>   1. 表皮母斑　Epidermal nevus
>   2. 基底細胞癌　Basal cell carcinoma
>   3. 扁平上皮癌　Squamous cell carcinoma
> B）メラノサイト系腫瘍および腫瘍類似病変　Melanocytic tumors and tumor-like lesions
>   1. 先天性色素細胞性母斑　Congenital melanocytic nevus
>   付．Proliferative nodules in congenital melanocytic nevus
>   2. スピッツ母斑　Spitz nevus
>   3. 悪性黒色腫　Malignant melanoma
>   a）通常型 common type
>   b）小細胞型　small cell type
>   c）Spitzoid 型　Spitzoid type
>   付．先天性巨大色素細胞性母斑由来の悪性黒色腫　Melanoma arizing in giant congenital melanocytic nevus
> C）付属器系腫瘍および腫瘍類似病変　Appendageal tumors and tumor-like lesions
>   1. 乳頭状汗管嚢胞腺腫 Syringocystadenoma papilliferum
>   2. 毛母腫　Pilomatricoma
>   3. 毛芽腫　Trichoblastoma／毛包上皮腫　Trichoepithelioma
>   4. 脂腺母斑　Sebaceous nevus
> D）リンパ造血系腫瘍 Hematolymphoid tumors
> E）間葉系腫瘍 Mesenchymal tumors

イ．分類の方針

　皮膚腫瘍は，発生母細胞が表皮，付属器からリンパ造血系細胞，間葉系細胞に至るまで種類が豊富であり，多彩な腫瘍が含まれる。2006 年に刊行された WHO 分類をはじめとして，一般的には，角化細胞性腫瘍，メラノサイト系腫瘍，付属器系腫瘍，リンパ造血系腫瘍，間葉系腫瘍に分類されることが多い。本アトラスにおいても，WHO 分類に準拠したが，小児期に好発する腫瘍型に重点をおき，小児皮膚腫瘍と関連が深い遺伝性疾患についても個々の腫瘍型の中で記載した。なおリンパ造血器系腫瘍，間葉系腫瘍については，既刊アトラスに詳述されているため簡単な記載にとどめた。

ロ．病理学的所見の説明と文献的考察
A）角化細胞性腫瘍および腫瘍類似病変　Keratinocytic tumors and tumor-like lesions

1．表皮母斑　Epidermal nevus

　生下時あるいは幼少時より存在することが多い孤在性の病変であり，稀に中枢神経，骨格系，眼球や歯牙の異常を伴う表皮母斑症候群と関連して生じる[237]。疣状の表皮過形成，過角化を示す丘疹が集合し局面を形成する。列序性に病変が形成されることも知られる。

　組織学的には，表皮角化細胞とともに，真皮乳頭層が増殖し，幅の広い乳頭状形態を示す。顆粒層も肥厚し，過角化症を伴う。脂漏性角化症に類似した形態を示すこともあるが，年齢などの臨床所見が重要である。

2．基底細胞癌　Basal cell carcinoma

　基本的には成人期に発症するが，小児にも生じることが知られている。ただし散発性のものは極めて稀であり，さまざまな遺伝性疾患などに合併することが多い[238]。常染色体優性遺伝を示す母斑様基底細胞癌症候群 nevoid basal cell carcinoma syndrome（Gorlin-Goltz 症候群）では，思春期以降の若年成人期に多発性の基底細胞癌，顎骨嚢胞，骨格異常，頭蓋内石灰化をきたす症候群として知られており[239]，その他色素性乾皮症や Bazex 症候群に関連することがある[240]。また脂腺母斑に関連して基底細胞癌が発生することが多いとされていたが，その多くは毛芽腫と考えられており，基底細胞癌が占める割合は極めて低い[241]。

　成人例と同様，頭頸部に多く，肉眼的に黒色色素を有することが多い。組織学的には多数の亜型が知られているが，基本像として，N/C 比の高い基底細胞様細胞が小葉状・胞巣状・索状に配列し，胞巣辺縁で柵状に並ぶ傾向がある。またしばしば腫瘍胞巣と間質の間に裂隙を形成する。鑑別すべき腫瘍として最も重要であるのは毛芽腫であり，特に小児では毛芽腫の発生頻度は高く細心の注意を要する[242]。

　分子生物学的知見としては，母斑様基底細胞癌症候群の原因遺伝子である patched homologue 1 gene（*PTCH1*）の変異が多くの孤発性基底細胞癌にも見出されており，ヘッジホッグシグナル伝達異常が基底細胞癌の発生に関与していると考えられている[243]。

3．扁平上皮癌　Squamous cell carcinoma

　小児の扁平上皮癌は基底細胞癌よりもさらに稀であるが，色素性乾皮症に関連して生じることが知られている[244]。色素性乾皮症に関連する皮膚癌の平均年齢は 8 歳と報告され，基底細胞癌と扁平上皮癌が多いとされている。特に頭皮に発生した扁平上皮癌では急激な経過をとることがある[245]。組織学的には，成人に発生するものと差異はみられず，角化傾向を伴った異型扁平上皮が浸潤性に増殖する。

B) メラノサイト系腫瘍および腫瘍類似病変　Melanocytic tumors and tumor-like lesions

1. 先天性色素細胞性母斑　Congenital melanocytic nevus（図133～136）

　出生時あるいは生後直後にさまざまな大きさの色素斑として発見される。その大きさにより①巨大（20 cm を超える），②中型（1.5～20 cm 未満），③小型（1.5 cm 未満）などに分類されるが，近年臨床病理学的所見を加味した2病型に分類する方法が提唱されている[246]。先天性巨大色素細胞性母斑では不整な疣状表面を示し，毛髪が認められることが多い。特に剛毛を有する病変は，獣皮様母斑と称されることもある。後天性色素細胞性母斑と同様，境界型，複合型，真皮内型に分けられるが，いずれも表皮真皮境界部のメラノサイトの増生にはじまり，真皮内に進展し，その後境界部の成分が消失し，真皮内成分のみとなると考えられている。母斑細胞は真皮膠原線維束間に散在性あるいは列をなして存在するほか，皮膚付属器や血管周囲，神経周囲にも分布する点が特徴であり，組織学的に後天性母斑とは区別される。また先天性巨大色素細胞性母斑では，母斑細胞が真皮下層からしばしば皮下脂肪組織間の線維隔壁に広がることがある。

　続発性の悪性黒色腫の発症リスクを有し，かつて約12%に悪性黒色腫を発症するとの報告があったが[247]，その後，1%以下の発症リスクとの報告もあり一定の見解には至っていない[248]。注意を要することとして，後述のごとく先天性巨大色素細胞性母斑では，"増殖結節"を形成することがあり[249]，悪性黒色腫との鑑別を必要とする場合も少なくない[250]。また先天性巨大色素細胞性母斑では，脳脊髄膜，脳血管周囲にも同様の母斑細胞が増殖し，神経皮膚黒色症 neurocutaneous melanosis の病型を示すことがある。その場合は，髄膜悪性黒色腫の発症リスクとなる（図135, 136）。一方，小型先天性色素細胞性母斑は明るい茶褐色の孤立性病変として認められ，悪性黒色腫の発症リスクも低い。

付．Proliferative nodules in congenital melanocytic nevus（図137, 138）

　主として新生児期に出現する先天性巨大色素細胞性母斑の病変内に生じた異型メラノサイトの結節性増生巣であり，黒褐色から黒色の結節として存在し，多発することもある。病理組織学的には，周囲の母斑細胞との間には移行像がみられ，多形性の強い類上皮様の異型メラノサイトが増殖するものの，通常核分裂像は少ない。新生児期における発生頻度は，悪性黒色腫よりもはるかに高いが，悪性黒色腫との鑑別点として，異型核分裂像を認めない点と病巣内には壊死がみられない点が特に重要とされる[250, 251]。

2. スピッツ母斑　Spitz nevus（図139～141）

　紡錘型あるいは卵円形細胞と上皮様のメラノサイトからなる病変であり，予後良好な悪性黒色腫の若年型として記載されたことにはじまり，かつては benign juvenile melanoma と呼称されていたこともある[252]。小児期に多く，小児に発生する母斑の約1%を占める。10 mm 以下のことが多いが，20 mm を超えることもある。典型的にはドーム状に盛り上がる境界明瞭

な丘疹で，褐色調から淡紅色調を示し，赤色調の強いものでは血管腫様の外観を示すこともある。通常単発の孤立性病巣を形成するが，数個の病巣が集簇する agminated Spitz nevus や広汎に多発する eruptive Spitz nevus が知られている[253, 254]。

組織学的には，大型で，好酸性の豊富な細胞質をもつ紡錘型ないし卵円形核を有する細胞，および類円形核をもつ上皮様細胞が増生し，境界明瞭な対称性の病変を形成する。初期は表皮真皮接合部に病巣を形成する境界型を示すが，やがて真皮内にも病巣を形成する複合型，そして真皮内のみの真皮内型が知られているが，ドーム状に盛り上がる典型的なものは複合型が多い。表層近くが幅の広い楔状の病巣を形成し，表皮は肥厚，過角化を示すことが多い。個々の細胞は多形性が目立ち，特に上皮様の形態を示す細胞は，核小体明瞭で，多核の細胞がしばしば認められ，核分裂像も豊富なこともある。また表皮内にいわゆるパジェット様の進展を示すことも稀ではない。以上のように悪性黒色腫と極めて類似することがあり注意を要する。鑑別のポイントとしては，左右の対称性，深部への成熟現象（スピッツ母斑では深部に向かって細胞が小型化する傾向がある），異型核分裂像や病変深部の核分裂像がみられないこと，Kamino 小体の存在などである。Kamino 小体とは，表皮基底部の好酸性の硝子滴様沈着物であり，基底膜様物質と考えられている。スピッツ母斑における出現頻度は約 15％にすぎないが，悪性黒色腫でみられることは稀である。また表皮が過形成を示すことや，病変底部において，母斑細胞が膠原線維間に規則的に進展する傾向を示す点，血管周囲のリンパ球浸潤，真皮乳頭層の血管拡張などもスピッツ母斑でしばしば認められ，鑑別の一助となる[255]。なお構成する細胞が大型で，多形性が強く，悪性黒色腫との鑑別が困難なものを非定型スピッツ腫瘍 atypical Spitz tumor と呼称することも提唱されているが，安易に用いることのないよう注意すべきである[256]。

3．悪性黒色腫　Malignant melanoma

小児の悪性黒色腫は稀である。悪性黒色腫のうち約 2％が 20 歳以下の小児・青年期に診断されているが[257]，10 歳以下はわずか 0.3〜0.4％にすぎない[258]。体幹，下肢，頭頸部に多く，先天性巨大色素細胞性母斑，色素性乾皮症などが悪性黒色腫の危険因子とされている[259]。また小児悪性黒色腫の 5〜10％は家族性で，*CDKN2A* 遺伝子の不活化が関連するとされている[260]。非常に稀であるが，先天性の悪性黒色腫も報告されているほか[261]，経胎盤性の転移として起こることがある[262]。小児悪性黒色腫は，組織学的所見から a）通常型 common type，b）小細胞型 small cell type，c）Spitzoid 型に分けられる。

a）通常型　common type

成人に発生するものと同様の肉眼像，組織像を示すもので，小児悪性黒色腫のうち約 40〜50％を占める。表在拡大型黒色腫 superficial spreading melanoma，結節型黒色腫 nodular melanoma が多い。

b) 小細胞型　small cell type

　小型細胞の単調な増生巣よりなり，細胞が密に増生するため，悪性リンパ腫などが鑑別の対象となる．母斑様黒色腫 nevoid melanoma と呼ばれる病型も小細胞型に入るが，その場合は表皮内進展はほとんどみられず，複合母斑，真皮内母斑に類似しており組織診断が難しい．細胞密度が高く，核分裂像が深部までみられること，深部の細胞に成熟傾向が欠如することなどが診断に際し重要である．

c) Spitzoid 型　Spitzoid type（図 142）

　上皮様細胞と紡錘形細胞の増生を主体とし，表皮細胞との間に裂隙の形成がみられるなどスピッツ母斑に類似した組織像を示す．細胞密度が高いこと，異型分裂像を含む核分裂像の増加，深部の細胞に成熟傾向が欠如すること，圧排性の発育などが重要とされるが[263]，診断が困難なことも多く，40%が正しく診断されていないとする報告も認められる[264]．

付．先天性巨大色素細胞性母斑由来の悪性黒色腫　Melanoma arising in giant congenital melanocytic nevus

　先天性巨大色素細胞性母斑から悪性黒色腫が発生することは以前より知られていた．その発生率は報告者によって差があり，かつては 10% を超える報告が多かったが[265]，2006 年のWHO 分類では 6% と記載されている[266]．発生部位は躯幹に多く，四肢には少ないとされる．組織学的には，真皮内に結節性病変を形成することが多く，境界は比較的明瞭である．核縁不整で，核小体明瞭な細胞より構成され，核分裂像が多く，異常分裂像もみられることが多い．Proliferative nodules in congenital melanocytic nevus との鑑別が重要であり，鑑別の要点は先天性色素細胞性母斑の項で既述しているが，近年核分裂像の豊富な結節も報告されているため注意を要する[247]．

C) 付属器系腫瘍および腫瘍類似病変　Appendageal tumors and tumor-like lesions

1. 乳頭状汗管嚢胞腺腫　Syringocystadenoma papilliferum（図 143, 144）

　生下時あるいは小児期に生じ，思春期に乳頭状に増大する良性腫瘍であり，頭頸部に好発する．小児では毛母腫に次いで多い付属器腫瘍とされており，約 1/3 の症例では脂腺母斑に合併する．ごく稀に扁平上皮癌様の成分を含む悪性化例が報告されている[267]．

　組織学的には，表皮は角質の増加を伴いながら肥厚し，内方向性に陥凹し，毛囊漏斗部にて腺管様の構造に連続し，さまざまな程度に拡張する．拡張した腺管様構造は，好酸性の細胞質を有する円柱状の細胞と小型立方状の細胞の二相性を示す上皮にて被覆されており，管腔側に位置する円柱状の細胞表面には断頭分泌像がしばしば認められる．間質には形質細胞浸潤が目立つことも特徴の一つである．

2. 毛母腫　Pilomatricoma

毛母と内毛根鞘への分化を伴う良性腫瘍で，石灰化上皮腫 calcifying epithelioma としても知られているが，小児期では最も多い皮膚付属器腫瘍である[268]。通常は孤発性であるが，家族性のものや多発例も報告されている[269]。

組織学的には，時期により多少の差があるが，初期には好塩基性の毛母細胞に類似した細胞にて被覆された囊胞状構造がみられ，成熟するにしたがって，核が消失し細胞陰影のみを残した"陰影細胞"となる。やがて，陰影細胞が主体となり，周囲には異物型巨細胞を含む炎症をきたし，やがて上皮成分が消失し，広範な石灰化，ときに骨化像のみを残す。

3. 毛芽腫　Trichoblastoma／毛包上皮腫　Trichoepithelioma（図 145）

毛芽細胞への分化を示す良性腫瘍であり，WHO 分類では毛芽腫と毛包上皮腫は同義語として取り扱っている。成人期に多い単発の丘疹としてみられるが，小児に発生することもあり，稀に多発し，常染色体優性遺伝性を示す多発性丘疹状毛包上皮腫として知られている[270]。また脂腺母斑の二次性腫瘍としては最も頻度が高い。

組織学的には毛芽細胞様の細胞が増生し真皮内に胞巣を形成する。胞巣辺縁部では，柵状に配列し，基底細胞癌に類似の所見を示すこともあるが，毛球部を模倣した毛芽毛乳頭構造が診断に重要である。また基底細胞癌と異なり，胞巣周囲に裂隙は形成しない。

4. 脂腺母斑　Sebaceous nevus（図 146）

脂腺のみならず，毛包，汗腺，表皮を含めた構成要素に組織学的変化を伴う病巣であり，出生時より存在し，頭部に好発する。思春期以前では表皮の変化は軽度であり，軽度の乳頭状増殖をみる程度であるが，毛囊下部が未成熟で，毛球を模倣する構造を伴った奇形的な毛囊が真皮上層に存在する。脂腺は小型で，毛囊から放射状に不規則に配列する。思春期になると表皮は著明に肥厚し，乳頭状増殖をきたすとともに，多数の脂腺小葉を認め，脂腺過形成と類似した像を示すが，それらは毛囊漏斗部に開口するもののほか，表皮に直接開口するものも認められる。また異所性アポクリン腺がしばしば真皮下層に存在する。

主として思春期以降に，続発性の腫瘍を形成することがあるが，乳頭状汗管囊胞腺腫，毛芽腫，脂腺上皮腫が多く，かつて基底細胞癌が高率に合併するとされていたが，現在ではその多くは毛芽腫であったことが明らかにされており，特に小児においては基底細胞癌が続発することは極めて稀である[271]。

D）リンパ造血系腫瘍　Hematolymphoid tumors

皮膚に発生するリンパ造血系腫瘍ならびに腫瘍類似病変の中で，小児期に特に重要なものとしては，ランゲルハンス細胞組織球症，若年性黄色肉芽腫，慢性活動性 EBV 感染症，CD30 陽性 T 細胞リンパ増殖性疾患，リンパ腫や骨髄肉腫などがあり，鑑別には種々の免疫組織学

的検索などが必要なことも多い．またリンパ腫をはじめとする悪性腫瘍では，皮膚原発のものは，臨床的にも病理組織学的にも節性のものとは若干異なる性質をもつことがあり，例えば皮膚原発のCD30陽性T細胞リンパ増殖性疾患は予後良好で，中にはリンパ腫様丘疹症のように自然消退する組織型もある．また慢性活動性EBV感染症はT細胞もしくはNK細胞にEBVが感染して引き起こされるリンパ球増殖性疾患であり，種痘様水疱症あるいは蚊刺過敏症ともオーバーラップする小児期に多い疾患である．いずれも『小児腫瘍組織カラーアトラス　第1巻　悪性リンパ腫，白血病および関連病変』の中で詳述されているので参照されたい．

E） 間葉系腫瘍　Mesenchymal tumors

　皮膚に発生する間葉系腫瘍は，真皮内ならびに皮下組織に発生するものを含めることが多いが，血管・リンパ管，平滑筋・横紋筋，線維組織や組織球あるいは神経系への性格を示すさまざまな組織型が知られている．悪性腫瘍は比較的稀であり，小児では各種血管腫や線維・線維組織球性腫瘍の頻度が高い．良悪の鑑別が最も重要であるが，種々の免疫組織化学的検索のほか，場合によっては遺伝子的検索が必要になることもある．各組織型の詳細については『小児腫瘍組織カラーアトラス　第3巻　骨軟部腫瘍』を参照されたい．

3 小児の二次がん

　二次がんとは，原発がんの治療完了から最低2カ月を経過してのち生じた，病理組織学的に原発がんと種類の異なる悪性新生物と定義される[272]。小児期に生じるすべてのがんの6〜10％を二次がんが占め[273]，晩期合併症による死因として重要である[274]。

　二次がんは複数の要因（発症年齢，原発がんの種類，進行度，治療，患者の遺伝子的背景など）が発症リスクを高めるとされ[273]，中でも重要なリスク因子として放射線治療，化学療法が挙げられる。放射線治療は固形腫瘍と白血病の発症リスクを，アルキル化剤（シクロホスファミド，イホスファミド，メルファラン，ブスルファン，クロラムブシル，タカバシルなど），トポイソメラーゼⅡ阻害剤（エトポシド，デニポシド，ミトキサントロン，アントラサイクリン系），白金製剤（シスプラチン，カルボプラチンなど）などの化学療法は白血病やMDS（myelodysplastic syndrome），一部の骨軟部肉腫の発症リスクを高めることが知られている[272, 273]。放射線治療後の固形腫瘍は，線量依存性であり，潜伏期間は長く10年を超え，そのリスクは観察期間と共に上昇し続けるのに対し，化学療法後の白血病，MDSは，潜伏期間の短いことが特徴で，そのリスクは10年から15年でプラトーに達することが知られている[273, 275]。またアルキル化剤は5, 7番染色体欠失，トポイソメラーゼⅡ阻害剤は11q23, 21q22転座などとの関連が指摘されている[272]。

　放射線治療や化学療法が二次がんの発症に関与しているものの，患者間でその関与の程度に差がみられる。これは，患者の遺伝子的背景により，曝露に対する感受性に差がみられるためと考えられている[272]。Li-Fraumeni症候群にみられるような，浸透率の高い遺伝子の変異が関与する二次がんもあるが，このような例は全体からすれば頻度は低く，むしろ浸透率の低い遺伝子の多型polymorphismが関与している頻度が高い。関与する遺伝子としては，薬剤の代謝経路，DNA修復，テロメア長に関連する遺伝子や，*TP53*に代表されるがん抑制遺伝子が挙げられる。

　小児がん治療後の二次がん累積発症割合は20年間に2〜5％で，一般集団に推測される値の3〜20倍高いとされる[276]。小児では特有の原発腫瘍（神経芽腫，腎芽腫，肝芽腫，網膜芽腫など），高頻度腫瘍（横紋筋肉腫，脳腫瘍など）が主な治療対象で，発症二次がんの種類は原発がんにより多少異なるが，一般には，乳がん，甲状腺がん，AML，ALLなどの白血病・MDS，骨軟部肉腫，脳腫瘍，皮膚がん，消化器がんなどの発症リスクが高くなる。以下に主な部位の二次固形がんについて概説する。二次性白血病，MDSについては，現行『小児腫瘍組織カラーアトラス　第1巻　悪性リンパ腫，白血病および関連病変』を参照されたい。

　乳がんは，ホジキンリンパ腫に対する胸部への放射線治療後に発症する二次がんとしてよく知られている[277]。組織型は，80％以上が浸潤性乳管癌であり，ほかに小葉癌や悪性葉状腫瘍

がみられる[278]。乳がんや甲状腺疾患の家族歴は，リスクを上昇させる因子である[278]。20年以内に半数以上が発症し，オッズ比は，胸部への照射線量とともに上昇し，40 Gyでは11倍に達する[279]。5 Gy以上卵巣に照射された症例では，リスクの減少がみられており，ホルモンによる刺激が，二次がんとしての乳がん発症に関与している[279]。

甲状腺がんは，ホジキンリンパ腫，白血病，脳腫瘍や造血幹細胞移植時における頸部への放射線照射後に発症することが知られている。女性，低年齢での照射がリスクを上昇させる因子である[280, 281]。20年以内に半数以上が発症し[280]，リスクは一般人口に比して18倍に達する[280]。リスクは線量に比例して上昇し，30 Gyを超えると減少するが，これは細胞殺傷効果が原因と考えられている[282]。

骨軟部肉腫の二次がんとしてのリスクは，一般人口の9倍に達する[283]。潜伏期間の中央値は，11年である[283]。放射線照射線量あるいは化学療法（アントラサイクリン系）の薬剤投与量が多いほどリスクは上昇する[283, 284]。他のリスク因子として，がんの家族歴や，原疾患がホジキンリンパ腫，網膜芽細胞腫や肉腫であることが挙げられる[283〜285]。組織型の頻度は，横紋筋肉腫以外の軟部肉腫，骨肉腫，ユーイング肉腫ファミリー，横紋筋肉腫，分類不能の肉腫の順に高い[284]。

脳腫瘍は，原発脳腫瘍，白血病，リンパ腫の中枢神経病変の管理のための放射線照射後にみられる。一般人口に比して，8〜52倍に発症頻度が上昇する[286]。二次がんとしての脳腫瘍の主なものは，髄膜腫と神経膠腫である[287]。いずれも放射線照射が発症リスクとなり，照射量に比例してリスクが上昇するが，その効果は神経膠腫では髄膜腫よりも弱い[288]。髄膜腫では，照射量のほかに，メトトレキサートの髄腔内投与量もリスク上昇に関与している[287]。二次がん発症後の予後は，髄膜腫よりも神経膠腫が不良であるが，原発腫瘍と比較して予後に差はない[286]。

日本における小児二次がんの研究として恒松らによる二次性白血病調査（1999年）[289]，石田らの小児ALLの二次がん調査（2014年）がある[290]。恒松らは二次性白血病の予後が極めて悪いこと，石田らは，二次がんの累積発症割合が北欧や英国などと同程度であったこと，二次性脳腫瘍の発症は頭蓋照射に関連があること，二次がんとしてAML・MDS，特にM4, M5が多くアルキル化剤などの治療強化の影響が推測されること，AML・MDSの予後は造血細胞移植しても不良であることなどを報告している。

今後の日本における二次がん治療研究のためには，新たに創立された日本小児がん研究グループ Japan Children's Cancer Group（JCCG）の白血病分科会，固形腫瘍分科会の各腫瘍グループの連携した調査解析とスクリーニングシステムの構築・整備が不可欠である。

文　献

胚細胞腫瘍

1) Prat J, Nogales FF, Cao D, et al: Germ cell tumours. In: World Health Organization Classification of Tumours of Female Reproductive Organs. 4th ed. Kurman RJ, Carcangiu ML, Herrington CS, Young RH, eds. International Agency for Research on Cancer, Lyon, 2014, pp57-62.

2) Ulbright TM, Amin MB, Balzed B, et al: Germ cell tumours. In: World Health Organization Classification of the Urinary System and Male Genital Organs. 4th ed. Moch H, Humphery PA, Ulbright TM, Reuter VE, eds. International Agency for Research on Cancer, Lyon, 2016, pp189-226.

3) Zuckman MH, Williams G, Levin HS: Mitosis counting in seminoma: an exercise of questionable significance. Hum Pathol **19**: 329-335, 1988.

4) Ulbright TM, Young RH: Seminoma with tubular, microcystic, and related patterns: a study of 28 cases of unusual morphologic variants that often cause confusion with yolk sac tumor. Am J Surg Pathol **29**: 500-505, 2005.

5) Mueller W, Schneider GH, Hoffmann KT, et al: Granulomatous tissue response in germinoma, a diagnostic pitfall in endoscopic biopsy. Neuropathology **27**: 127-132, 2007.

6) Bell DA, Flotte TJ, Bhan AK: Immunohistochemical characterization of seminoma and its inflammatory cell infiltrate. Hum Pathol **18**: 511-520, 1987.

7) Zaloudek CJ, Tavassoli FA, Norris HJ: Dysgerminoma with syncytiotrophoblastic giant cells. A histologically and clinically distinctive subtype of dysgerminoma. Am J Surg Pathol **5**: 361-367, 1981.

8) Nonaka D: Differential expression of SOX2 and SOX17 in testicular germ cell tumors. Am J Clin Pathol **131**: 731-736, 2009.

9) Gillis AJ, Stoop H, Biermann K, et al: Expression and interdependencies of pluripotency factors LIN28, OCT3/4, NANOG and SOX2 in human testicular germ cells and tumours of the testis. Int J Androl **34**: e160-174, 2011.

10) Cao D, Li J, Guo CC, et al: SALL4 is a novel diagnostic marker for testicular germ cell tumors. Am J Surg Pathol **33**: 1065-1077, 2009.

11) Carrière P, Baade P, Fritschi L: Population based incidence and age distribution of spermatocytic seminoma. J Urol **178**: 125-128, 2007.

12) Kraggerud SM, Berner A, Bryne M, et al: Spermatocytic seminoma as compared to classical seminoma: an immunohistochemical and DNA flow cytometric study. APMIS **107**: 297-302, 1999.

13) Gopalan A, Dhall D, Olgac S, et al: Testicular mixed germ cell tumors: a morphological and immunohistochemical study using stem cell markers, OCT3/4, SOX2 and GDF3, with emphasis on morphologically difficult-to-classify areas. Mod Pathol **22**: 1066-1074, 2009.

14) Young RH, Ulbright TM, Policarpio-Nicolas ML: Yolk sac tumor with a prominent polyvesicular vitelline pattern: a report of three cases. Am J Surg Pathol **37**: 393-398, 2013.

15) Cohen MB, Friend DS, Molnar JJ, et al: Gonadal endodermal sinus (yolk sac) tumor with pure intestinal differentiation: a new histologic type. Pathol Res Pract **182**: 609-616, 1987.

16) Kao CS, Ulbright TM, Young RH, et al: Testicular embryonal carcinoma: a morphologic study of 180 cases highlighting unusual and unemphasized aspects. Am J Surg Pathol **38**: 689-697, 2014.

17) Clement PB, Young RH, Scully RE: Endometrioid-like variant of ovarian yolk sac tumor. A clinicopathological analysis of eight cases. Am J Surg Pathol **11**: 767-778, 1987.

18) Ulbright TM: Gonadoblastoma and hepatoid and endometrioid-like yolk sac tumor: an update. Int J Gynecol Pathol **33**: 365-373, 2014.

19) Heifetz SA, Cushing B, Giller R, et al: Immature teratomas in children: pathologic considerations: a report from the combined Pediatric Oncology Group/Children's Cancer Group. Am J Surg Pathol **22**: 1115-1124, 1998.

20) Nogales FF, Preda O, Nicolae A: Yolk sac tumours revisited. A review of their many faces and names. Histopathology **60**: 1023-1033, 2012.

21) Preda O, Nicolae A, Aneiros-Fernández J, et al: Glypican 3 is a sensitive, but not a specific, marker for the diagnosis of yolk sac tumours. Histopathology **58**: 312-314, 2011.

22) Alvarado-Cabrero I, Hernández-Toriz N, Paner GP: Clinicopathologic analysis of choriocarcinoma as a pure or predominant component of germ cell tumor of the testis. Am J Surg Pathol 38: 111-118, 2014.
23) Liu J, Guo L: Intraplacental choriocarcinoma in a term placenta with both maternal and infantile metastases: a case report and review of the literature. Gynecol Oncol 103: 1147-1151, 2006.
24) Blohm ME, Göbel U: Unexplained anaemia and failure to thrive as initial symptoms of infantile choriocarcinoma: a review. Eur J Pediatr 163: 1-6, 2004.
25) Zynger DL, Everton MJ, Dimov ND, et al: Expression of glypican 3 in ovarian and extragonadal germ cell tumors. Am J Clin Pathol 130: 224-230, 2008.
26) Escobar MA, Rossman JE, Caty MG: Fetus-in-fetu: report of a case and a review of the literature. J Pediatr Surg 43: 943-946, 2008.
27) Hoeffel CC, Nguyen KQ, Phan HT, et al: Fetus in fetu: a case report and literature review. Pediatrics 105: 1335-1344, 2000.
28) Arlikar JD, Mane SB, Dhende NP, et al: Fetus in fetu: two case reports and review of literature. Pediatr Surg Int 25: 289-292, 2009.
29) Suda K, Mizuguchi K, Hebisawa A, et al: Pancreatic tissue in teratoma. Arch Pathol Lab Med 108: 835-837, 1984.
30) Fan YS, Khoo US, Chan GS: A retroperitoneal immature teratoma with rhabdomyoblastic and nephroblastic differentiation. Pathology 38: 364-367, 2006.
31) Baker PM, Rosai J, Young RH: Ovarian teratomas with florid benign vascular proliferation: a distinctive finding associated with the neural component of teratomas that may be confused with a vascular neoplasm. Int J Gynecol Pathol 21: 16-21, 2002.
32) Beresford L, Fernandez CV, Cummings E, et al: Mediastinal polyembryoma associated with Klinefelter syndrome. J Pediatr Hematol Oncol 25: 321-323, 2003.
33) Perrone T, Steeper TA, Dehner LP: Alpha-fetoprotein localization in pure ovarian teratoma. An immunohistochemical study of 12 cases. Am J Clin Pathol 88: 713-717, 1987.
34) Norris HJ, Zirkin HJ, Benson WL: Immature (malignant) teratoma of the ovary: a clinical and pathologic study of 58 cases. Cancer 37: 2359-2372. 1976.
35) O'Connor DM, Norris HJ: The influence of grade on the outcome of stage I ovarian immature (malignant) teratomas and the reproducibility of grading. Int J Gynecol Pathol 13: 283-289, 1994.
36) Kleinman GM, Young RH, Scully RE: Primary neuroectodermal tumors of the ovary. A report of 25 cases. Am J Surg Pathol 17: 764-778, 1993.
37) Morovic A, Damjanov I: Neuroectodermal ovarian tumors: a brief overview. Histol Histopathol 23: 765-771, 2008.
38) Ferguson AW, Katabuchi H, Ronnett BM, et al: Glial implants in gliomatosis peritonei arise from normal tissue, not from the associated teratoma. Am J Pathol 159: 51-55, 2001.
39) Best DH, Butz GM, Moller K, et al: Molecular analysis of an immature ovarian teratoma with gliomatosis peritonei and recurrence suggests genetic independence of multiple tumors. Int J Oncol 25: 17-25, 2004.
40) Nogales FF, Preda O, Dulcey I: Gliomatosis peritonei as a natural experiment in tissue differentiation. Int J Dev Biol 56: 969-974, 2012.
41) Kim NR, Lim S, Jeong J, et al: Peritoneal and nodal gliomatosis with endometriosis, accompanied with ovarian immature teratoma: a case study and literature review. Korean J Pathol 47: 587-591, 2013.
42) Dadmanesh F, Miller DM, Swenerton KD, et al: Gliomatosis peritonei with malignant transformation. Mod Pathol 10: 597-601, 1997.
43) Kesler KA, Patel JB, Kruter LE, et al: The "growing teratoma syndrome" in primary mediastinal nonseminomatous germ cell tumors: criteria based on current practice. J Thorac Cardiovasc Surg 144: 438-443, 2012.
44) Zagamé L, Pautier P, Duvillard P, et al: Growing teratoma syndrome after ovarian germ cell tumors. Obstet Gynecol 108: 509-514, 2006.
45) Terenziani M, D'Angelo P, Bisogno G, et al: Teratoma with a malignant somatic component in pediatric patients: the Associazione Italiana Ematologia Oncologia Pediatrica (AIEOP) experience. Pediatr Blood

Cancer **54**: 532-537, 2010.
46) Mikuz G, Colecchia M: Teratoma with somatic-type malignant components of the testis. A review and an update. Virchows Arch **461**: 27-32, 2012.
47) Kum JB, Ulbright TM, Williamson SR, et al: Molecular genetic evidence supporting the origin of somatic-type malignancy and teratoma from the same progenitor cell. Am J Surg Pathol **36**: 1849-1856, 2012.
48) Howitt BE, Magers MJ, Rice KR, et al: Many postchemotherapy sarcomatous tumors in patients with testicular germ cell tumors are sarcomatoid yolk sac tumors: a study of 33 cases. Am J Surg Pathol **39**: 251-259, 2015.
49) Magers MJ, Kao CS, Cole CD, et al: "Somatic-type" malignancies arising from testicular germ cell tumors: a clinicopathologic study of 124 cases with emphasis on glandular tumors supporting frequent yolk sac tumor origin. Am J Surg Pathol **38**: 1396-1409, 2014.
50) Reuter VE: The pre and post chemotherapy pathologic spectrum of germ cell tumors. Chest Surg Clin N Am **12**: 673-694, 2002.
51) Dalmau J, Tüzün E, Wu HY, et al: Paraneoplastic anti-N-methyl-D-aspartate receptor encephalitis associated with ovarian teratoma. Ann Neurol **61**: 25-36, 2007.
52) Tabata E, Masuda M, Eriguchi M, et al: Immunopathological significance of ovarian teratoma in patients with anti-N-methyl-d-aspartate receptor encephalitis. Eur Neurol **71**: 42-48, 2014.
53) Krag Jacobsen G, Barlebo H, Olsen J, et al: Testicular germ cell tumours in Denmark 1976-1980 ; Pathology of 1058 consecutive cases. Acta Radiol Oncol **23**: 239-247, 1984.
54) Schneider DT, Calaminus G, Reinhard H, et al: Primary mediastinal germ cell tumors in children and adolescents: results of the German cooperative protocols MAKEI 83/86, 89, and 96. J Clin Oncol **18**: 832-839, 2000.
55) Jones TD, MacLennan GT, Bonnin JM, et al: Screening for intratubular germ cell neoplasia of the testis using OCT4 immunohistochemistry. Am J Surg Pathol **30**: 1427-1431, 2006.
56) Cortes D, Visfeldt J, Møller H, et al: Testicular neoplasia in cryptorchid boys at primary surgery: case series. BMJ **319**: 888-889, 1999.
57) Krabbe S, Skakkebaek NE, Berthelsen JG, et al: High incidence of undetected neoplasia in maldescended testes. Lancet **12**: 999-1000, 1979.
58) Green DM: Testicular tumors in infants and children. Semin Surg Oncol **2**: 156-162, 1986.
59) Tapper D, Lack EE: Teratomas in infancy and childhood. A 54-year experience at the Children's Hospital Medical Center. Ann Surg **198**: 398-410, 1983.
60) Kay R: Prepubertal Testicular Tumor Registry. J Urol **150**: 671-674, 1993.
61) Marina N, London WB, Frazier AL, et al: Prognostic factors in children with extragonadal malignant germ cell tumors: a pediatric intergroup study. J Clin Oncol **24**: 2544-2548, 2006.
62) Heintz AP, Odicino F, Maisonneuve P, et al: Carcinoma of the ovary. J Epidemiol Biostat **6**: 107-138, 2001.
63) 日本泌尿器科学会　日本病理学会編：泌尿器科・病理　精巣腫瘍取扱い規約（第3版）．金原出版，東京，2005.
64) Brodeur GM, Howarth CB, Pratt CB, et al: Malignant germ cell tumors in 57 children and adolescents. Cancer **48**: 1890-1898, 1981.
65) Gordon A, Lipton D, Woodruff JD: Dysgerminoma: a review of 158 cases from the Emil Novak Ovarian Tumor Registry. Obstet Gynecol **58**: 497-504, 1981.
66) Ehren IM, Mahour GH, Isaacs H Jr: Benign and malignant ovarian tumors in children and adolescents. A review of 63 cases. Am J Surg **147**: 339-344, 1984.
67) Akyüz C, Varan A, Büyükpamukçu N, et al: Malignant ovarian tumors in children: 22 years of experience at a single institution. J Pediatr Hematol Oncol **22**: 422-427, 2000.
68) Bahrami A, Ro JY, Ayala AG: An overview of testicular germ cell tumors. Arch Pathol Lab Med **131**: 1267-1280, 2007.
69) Hawkins E, Heifetz SA, Giller R, et al: The prepubertal testis (prenatal and postnatal) : its relationship to intratubular germ cell neoplasia: a combined Pediatric Oncology Group and Children's Cancer Study

Group. Hum Pathol **28**: 404-410, 1997.
70) Fan R, Ulbright TM: Does intratubular germ cell neoplasia, unclassified type exist in prepubertal, cryptorchid testes? Fetal Pediatr Pathol **31**: 21-24, 2012.
71) Vicus D, Beiner ME, Klachook S, et al: Pure dysgerminoma of the ovary 35 years on: a single institutional experience. Gynecol Oncol **117**: 23-26, 2010.
72) A L Husaini H, Soudy H, El Din Darwish A, et al: Pure dysgerminoma of the ovary: a single institutional experience of 65 patients. Med Oncol **29**: 2944-2948, 2012.
73) Cools M, Drop SL, Wolffenbuttel KP, et al: Germ cell tumors in the intersex gonad: old paths, new directions, moving frontiers. Endocr Rev **27**: 468-484, 2006.
74) Pauls K, Franke FE, Büttner R, et al: Gonadoblastoma: evidence for a stepwise progression to dysgerminoma in a dysgenetic ovary. Virchows Arch **447**: 603-609, 2005.
75) Walsh TJ, Grady RW, Porter MP, et al: Incidence of testicular germ cell cancers in U.S. children: SEER program experience 1973 to 2000. Urology **68**: 402-405, 2006.
76) Nichols CR, Roth BJ, Heerema N, et al: Hematologic neoplasia associated with primary mediastinal germ-cell tumors. N Engl J Med **322**: 1425-1429, 1990.
77) Orazi A, Neiman RS, Ulbright TM, et al: Hematopoietic precursor cells within the yolk sac tumor component are the source of secondary hematopoietic malignancies in patients with mediastinal germ cell tumors. Cancer **71**: 3873-3881, 1993.
78) Oshrine BR, Olsen MN, Heneghan M, et al: Acquired isochromosome 12p, somatic TP53 and PTEN mutations, and a germline ATM variant in an adolescent male with concurrent acute megakaryoblastic leukemia and mediastinal germ cell tumor. Cancer Genet **207**: 153-159, 2014.
79) Abiko K, Mandai M, Hamanishi J, et al: Oct4 expression in immature teratoma of the ovary: relevance to histologic grade and degree of differentiation. Am J Surg Pathol **34**: 1842-1848, 2010.
80) Heerema-McKenney A, Harrison MR, Bratton B, et al: Congenital teratoma: a clinicopathologic study of 22 fetal and neonatal tumors. Am J Surg Pathol **29**: 29-38, 2005.
81) Göbel U, Schneider DT, Calaminus G, et al: Germ-cell tumors in childhood and adolescence. GPOH MAKEI and the MAHO study groups. Ann Oncol **11**: 263-271, 2000.
82) Leibovitch I, Foster RS, Ulbright TM, et al: Adult primary pure teratoma of the testis. The Indiana experience. Cancer **75**: 2244-2250, 1995.
83) Simmonds PD, Lee AH, Theaker JM, et al: Primary pure teratoma of the testis. J Urol **155**: 939-942, 1996.
84) Giancotti A, La Torre R, Bevilacqua E, et al: Mediastinal masses: a case of fetal teratoma and literature review. Clin Exp Obstet Gynecol **39**: 384-387, 2012.
85) Maeda Y, Suenaga H, Sugiyama M, et al: Clinical presentation of epignathus teratoma with cleft palate; and duplication of cranial base, tongue, mandible, and pituitary gland. J Craniofac Surg **24**: 1486-1491, 2013.
86) Shalaby MS, O'Toole S, Driver C, et al: Urogenital anomalies in girls with sacrococcygeal teratoma: a commonly missed association. J Pediatr Surg **47**: 371-374, 2012.
87) Isaacs H Jr: Germ celll tumors. In: Gilbert-Barness E, ed. Potter's pathology of the fetus, infant and child. Vol 2 Philadelphia, Mosby, 2007, pp1690-1709.
88) Bale PM: Sacrococcygeal developmental abnormalities and tumors in children. Perspect Pediatr Pathol **8**: 9-56, 1984.
89) Yoshida M, Matsuoka K, Nakazawa A, et al: Sacrococcygeal yolk sac tumor developing after teratoma: a clinicopathological study of pediatric sacrococcygeal germ cell tumors and a proposal of the pathogenesis of sacrococcygeal yolk sac tumors. J Pediatr Surg **48**: 776-781, 2013.
90) Byard RW, Jimenez CL, Carpenter BF, et al: Congenital teratomas of the neck and nasopharynx: a clinical and pathological study of 18 cases. J Paediatr Child Health **26**: 12-16, 1990.
91) Liu CH, Peng YJ, Wang HH, et al: Spontaneous rupture of a cystic mediastinal teratoma complicated by superior vena cava syndrome. Ann Thorac Surg **97**: 689-691, 2014.
92) 秦順一, 浜崎豊, 小林庸次：高インスリン血症を伴い著明な膵島過形成がみられた縦隔発生奇形腫. 小児がんアトラス, 金原出版, 東京, 2010, pp88-89.

93) Mostofi FK: Tumor markers and pathology of testicular tumors. Prog Clin Biol Res **153**: 69-87, 1984.
94) Kurman RJ, Norris HJ: Malignant mixed germ cell tumors of the ovary. A clinical and pathologic analysis of 30 cases. Obstet Gynecol **48**: 579-589, 1976.
95) Pinkerton CR: Malignant germ cell tumors in childhood. Eur J Cancer **33**: 895-901, 1997.
96) Horton Z, Schlatter M, Schultz S: Pediatric germ cell tumors. Surg **16**: 205-213, 2007.
97) Johnson KJ, Ross JA, Poynter JN, et al: Paediatric germ cell tumours and congenital abnormalities: a Children's Oncology Group study. Br J Cancer **101**: 518-521, 2009.
98) Ulbright TM: Germ cell tumors of the gonads: a selective review emphasizing problems in differential diagnosis, newly appreciated, and controversial issues. Mod Pathol **18** Suppl 2: S61-79, 2005.
99) Weir HK, Marrett LD, Kreiger N, et al: Pre-natal and peri-natal exposures and risk of testicular germ-cell cancer. Int J Cancer **87**: 438-443, 2000.
100) Rankin J, Silf KA, Pearce MS, et al: Congenital anomaly and childhood cancer: A population-based, record linkage study. Pediatr Blood Cancer **51**: 608-612, 2008.
101) Castedo SM, de Jong B, Oosterhuis JW, et al: Cytogenetic analysis of ten human seminomas. Cancer Res **49**: 439-443, 1989.
102) Perlman EJ, Hu J, Ho D, et al: Genetic analysis of childhood endodermal sinus tumors by comparative genomic hybridization. J Pediatr Hematol Oncol **22**: 100-105, 2000.
103) van Echten J, Timmer A, van der Veen AY, et al: Infantile and adult testicular germ cell tumors. a different pathogenesis? Cancer Genet Cytogenet **135**: 57-62, 2002.
104) Cossu-Rocca P, Zhang S, Roth LM, et al: Chromosome 12p abnormalities in dysgerminoma of the ovary: a FISH analysis. Mod Pathol **19**: 611-615, 2006.
105) Cheng L, Zhang S, Talerman A, et al: Morphologic, immunohistochemical, and fluorescence in situ hybridization study of ovarian embryonal carcinoma with comparison to solid variant of yolk sac tumor and immature teratoma. Hum Pathol **41**: 716-723, 2010.
106) Kraggerud SM, Szymanska J, Abeler VM, et al: DNA copy number changes in malignant ovarian germ cell tumors. Cancer Res **60**: 3025-3030, 2000.
107) Okada Y, Nishikawa R, Matsutani M, et al: Hypomethylated X chromosome gain and rare isochromosome 12p in diverse intracranial germ cell tumors. J Neuropathol Exp Neurol **61**: 531-538, 2002.
108) Rickert CH, Simon R, Bergmann M, et al: Comparative genomic hybridization in pineal germ cell tumors. J Neuropathol Exp Neurol **59**: 815-821, 2000.
109) Schneider DT, Zahn S, Sievers S, et al: Molecular genetic analysis of central nervous system germ cell tumors with comparative genomic hybridization. Mod Pathol **19**: 864-873, 2006.
110) Gurda GT, VandenBussche CJ, Yonescu R, et al: Sacrococcygeal teratomas: clinicopathological characteristics and isochromosome 12p status. Mod Pathol **27**: 562-568, 2014.

胚細胞腫瘍以外の性腺腫瘍

111) Young RH, Dickersin GR, Scully RE: Juvenile granulosa cell tumor of the ovary. A clinicopathological analysis of 125 cases. Am J Surg Pathol **8**: 575-596, 1984.
112) Shah SP, Köbel M, Senz J, et al: Mutation of FOXL2 in granulosa-cell tumors of the ovary. N Engl J Med **360**: 2719-2729, 2009.
113) Lawrence WD, Young RH, Scully RE: Juvenile granulosa cell tumor of the infantile testis. A report of 14 cases. Am J Surg Pathol **9**: 87-94, 1985.
114) Young RH, Lawrence WD, Scully RE: Juvenile granulosa cell tumor--another neoplasm associated with abnormal chromosomes and ambiguous genitalia. A report of three cases. Am J Surg Pathol **9**: 737-743, 1985.
115) Clement PB, Young RH, Hanna W, et al: Sclerosing peritonitis associated with luteinized thecomas of the ovary. A clinicopathological analysis of six cases. Am J Surg Pathol **18**: 1-13, 1994.
116) Young RH, Scully RE: Ovarian Sertoli-Leydig cell tumors with a retiform pattern: a problem in histopathologic diagnosis. A report of 25 cases. Am J Surg Pathol **7**: 755-771, 1983.
117) Heravi-Moussavi A, Anglesio MS, Cheng SW, et al: Recurrent somatic DICER1 mutations in nonepithelial ovarian cancers. N Engl J Med **366**: 234-242, 2012.

118) Schultz KA, Pacheco MC, Yang J, et al: Ovarian sex cord-stromal tumors, pleuropulmonary blastoma and DICER1 mutations: a report from the International Pleuropulmonary Blastoma Registry. Gynecol Oncol 122: 246-250, 2011.
119) Niewenhuis JC, Wolf MC, Kass EJ: Bilateral asynchronous Sertoli cell tumor in a boy with the Peutz-Jeghers syndrome. J Urol 152: 1246-1248, 1994.
120) Dreyer L, Jacyk WK, du Plessis DJ: Bilateral large-cell calcifying Sertoli cell tumor of the testes with Peutz-Jeghers syndrome: a case report. Pediatr Dermatol 11: 335-337, 1994.
121) Ulbright TM, Amin MB, Young RH: Intratubular large cell hyalinizing sertoli cell neoplasia of the testis: a report of 8 cases of a distinctive lesion of the Peutz-Jeghers syndrome. Am J Surg Pathol 31: 827-835, 2007.
122) Perrone F, Bertolottis A, Montemurro G, et al: Frequent mutation and nuclear localization of catenin in Sertoli cell tumors of the testis. Am J Surg Pathol 38: 66-71, 2014.
123) Zhang C, Ulbright TM: Nuclear localization of b-catenin in Sertoli cell tumors and other sex cord-stromal tumors of the testis. An immunohistochemical study of 87 cases. Am J Surg Pathol 39: 1390-1394, 2015.
124) Ulbright TM, Young RH: Sex cord-stromal tumors. in Tumors of the testis and adjacent structures. p.239-309 American Registry of Pathology Maryland, 2013.
125) Chalvardjian A, Scully RE: Sclerosing stromal tumors of the ovary. Cancer 31: 664-670, 1973.
126) Saitoh A, Tsutsumi Y, Osamura RY, et al: Sclerosing stromal tumor of the ovary. Immunohistochemical and electron-microscopic demonstration of smooth-muscle differentiation. Arch Pathol Lab Med 113: 372-376, 1989.
127) Stewart CJ, Jeffers MD, Kennedy A: Diagnostic value of inhibin immunoreactivity in ovarian gonadal stromal tumours and their histological mimics. Histopathology 31: 67-74, 1997.
128) Young RH, Welch WR, Dickersin GR, et al: Ovarian sex cord tumor with annular tubules: review of 74 cases including 27 with Peutz-Jeghers syndrome and four with adenoma malignum of the cervix. Cancer 50: 1384-1402, 1982.
129) Scully RE. Gonadoblastoma: A review of 74 cases. Cancer 25: 1340-1356, 1970.
130) Tsuchiya K, Reijo R, Page DC, et al: Gonadoblastoma: molecular definition of the susceptibility region on the Y chromosome. Am J Hum Genet 57: 1400-1407, 1995.
131) Looijenga LH, Stoop H, de Leeuw HP, et al: POU5F1 (OCT3/4) identifies cells with pluripotent potential in human germ cell tumors. Cancer Res 63: 2244-2250, 2003.
132) Hoei-Hansen CE, Kraggerud SM, Abeler VM, et al: Ovarian dysgerminomas are characterised by frequent KIT mutations and abundant expression of pluripotency markers. Mol Cancer 6: 12, 2007.
133) Hersmus R, Kalfa N, de Leeuw B, et al: FOXL2 and SOX9 as parameters of female and male gonadal differentiation in patients with various forms of disorders of sex development (DSD). J Pathol 215: 31-38, 2008.
134) Cao D, Guo S, Allan RW, et al: SALL4 is a novel sensitive and specific marker of ovarian primitive germ cell tumors and is particularly useful in distinguishing yolk sac tumor from clear cell carcinoma. Am J Surg Pathol 33: 894-904. 2009.
135) Tanaka Y, Carney JA, Ijiri R, et al: Utility of immunostaining for S-100 protein subunits in gonadal sex cord-stromal tumors, with emphasis on the large-cell calcifying Sertoli cell tumor of the testis. Hum Pathol 33: 285-289, 2002.
136) Cools M, Stoop H, Kersemaekers AM, et al: Gonadoblastoma arising in undifferentiated gonadal tissue within dysgenetic gonads. J Clin Endocrinol Metab 91: 2404-2413, 2006.
137) Fujii K, Yamashita Y, Yamamoto T, et al: Ovarian mucinous tumors arising from mature cystic teratomas--a molecular genetic approach for understanding the cellular origin. Hum Pathol 45: 717-724, 2014.
138) Seidman JD, Khedmati F: Exploring the histogenesis of ovarian mucinous and transitional cell (Brenner) neoplasms and their relationship with Walthard cell nests: a study of 120 tumors. Arch Pathol Lab Med 132: 1753-1760, 2008.
139) Seidman JD, Bell DA, Crum CP, et al: Serous tumors. WHO Classification of Tumours of Female

Reproductive Organs. 4th edition. Kurman RJ, Carcangiu ML, Herrington CS, Young RJ. eds. p17-24. IARC, Lyon, 2014.
140) Young RH, Oliva E, Scully RE: Small cell carcinoma of the ovary, hypercalcemic type: a clinicopathological analysis of 150 cases. Am J Surg Pathol 18: 1102-1116, 1994.
141) Jelinic P, Mueller JJ, Olvera N, et al: Recurrent SMARCA4 mutations in small cell carcinoma of the ovary. Nat Genet 46: 424-426, 2014.
142) Ramos P, Karnezis AN, Craig DW, et al: Small cell carcinoma of the ovary, hypercalcemic type, displays frequent inactivating germline and somatic mutations in SMARCA4. Nat Genet 46: 427-429, 2014.
143) Witkowski L, Carrot-Zhang J, Albrecht S, et al: Germline and somatic SMARCA4 mutations characterize small cell carcinoma of the ovary, hypercalcemic type. Nat Genet 46: 438-443, 2014.

呼吸器・縦隔腫瘍

144) Hotokebuchi Y, Kohashi K, Toyoshima S, et al: Congenital peribronchial myofibroblastic tumor. Pathol Int 64: 189-191, 2014.
145) Dishop MK, McKay EM, Kreiger PA, et al: Fetal lung interstitial tumor (FLIT): A proposed newly recognized lung tumor of infancy to be differentiated from cystic pleuropulmonary blastoma and other developmental pulmonary lesions. Am J Surg Pathol 34: 1762-1772, 2010.
146) MacSweeney F, Papagiannopoulos K, Goldstraw P, et al: An assessment of the expanded classification of congenital cystic adenomatoid malformations and their relationship to malignant transformation. Am J Surg Pathol 27: 1139-1146, 2003.
147) de Chadarevian JP, Liu J, Pezanowski D, et al: Diagnosis of "Fetal lung interstitial tumor" requires a FISH negative for trisomies 8 and 2. Am J Surg Pathol 35: 1085; author reply 1086-1087, 2011.
148) Onoda T, Kanno M, Sato H, et al: Identification of novel ALK rearrangement A2M-ALK in a neonate with fetal lung interstitial tumor. Genes Chromosomes Cancer 53: 865-874, 2014.
149) Hancock BJ, Di Lorenzo M, Youssef S, et al: Childhood primary pulmonary neoplasms. J Pediatr Surg 28: 1133-1136, 1993.
150) Yu DC, Grabowski MJ, Kozakewich HP, et al: Primary lung tumors in children and adolescents: a 90-year experience. J Pediatr Surg 45: 1090-1095, 2010.
151) Pettinato G, Manivel JC, De Rosa N, et al: Inflammatory myofibroblastic tumor (plasma cell granuloma). Clinicopathologic study of 20 cases with immunohistochemical and ultrastructural observations. Am J Clin Pathol 94: 538-546, 1990.
152) Sakurai H, Hasegawa T, Watanabe S, et al: Inflammatory myofibroblastic tumor of the lung. Eur J Cardiothorac Surg 25: 155-159, 2004.
153) Coffin CM, Patel A, Perkins S, et al: ALK1 and p80 expression and chromosomal rearrangements involving 2p23 in inflammatory myofibroblastic tumor. Mod Pathol 14: 569-576, 2001.
154) Cook JR, Dehner LP, Collins MH, et al: Anaplastic lymphoma kinase (ALK) expression in the inflammatory myofibroblastic tumor: a comparative immunohistochemical study. Am J Surg Pathol 25: 1364-1371, 2001.
155) Farris AB 3rd, Mark EJ, Kradin RL: Pulmonary "inflammatory myofibroblastic" tumors: a critical examination of the diagnostic category based on quantitative immunohistochemical analysis. Virchows Arch 450: 585-590, 2007.
156) Tavora F, Shilo K, Ozbudak IH, et al: Absence of human herpesvirus-8 in pulmonary inflammatory myofibroblastic tumor: immunohistochemical and molecular analysis of 20 cases. Mod Pathol 20: 995-999, 2007.
157) Antonescu CR, Suurmeijer AJ, Zhang L, et al: Molecular characterization of inflammatory myofibroblastic tumors with frequent ALK and ROS1 gene fusions and rare novel RET rearrangement. Am J Surg Pathol 39: 957-967, 2015.
158) Lovly CM, Gupta A, Lipson D, et al: Inflammatory myofibroblastic tumors harbor multiple potentially actionable kinase fusions. Cancer Discov 4: 889-895, 2014.
159) Siminovich M, Galluzzo L, Lopez J, et al: Inflammatory myofibroblastic tumor of the lung in children: anaplastic lymphoma kinase (ALK) expression and clinico-pathological correlation. Pediatr Dev Pathol 15: 179-186, 2012.

160) Ortiz MV, Rossi CT, Hill DA, et al: Inflammatory myofibroblastic tumor as a second neoplasm after Wilms tumor. Pediatr Blood Cancer **62**: 1075-1077, 2015, Epub 2014 Dec 11.
161) Braier J, Latella A, Balancini B, et al: Outcome in children with pulmonary Langerhans cell Histiocytosis. Pediatr Blood Cancer **43**: 765-769, 2004.
162) Smets A, Mortele K, de Praeter G, et al: Pulmonary and mediastinal lesions in children with Langerhans cell histiocytosis. Pediatr Radiol **27**: 873-876, 1997.
163) Ducassou S, Seyrig F, Thomas C, et al: Thymus and mediastinal node involvement in childhood Langerhans cell histiocytosis: long-term follow-up from the French national cohort. Pediatr Blood Cancer **60**: 1759-1765, 2013.
164) Deyrup AT, Lee VK, Hill CE, et al: Epstein-Barr virus-associated smooth muscle tumors are distinctive mesenchymal tumors reflecting multiple infection events: a clinicopathologic and molecular analysis of 29 tumors from 19 patients. Am J Surg Pathol **30**: 75-82, 2006.
165) Dehner LP, Messinger YH, Schultz KA, et al: Pleuropulmonary Blastoma: Evolution of an Entity as an Entry into a Familial Tumor Predisposition Syndrome. Pediatr Dev Pathol **18**: 504-511, 2015.
166) Hill DA, Ivanovich J, Priest JR, et al: DICER1 mutations in familial pleuropulmonary blastoma. Science **325**: 965, 2009.
167) Wu MK, Cotter MB, Pears J, et al: Tumor progression in DICER1-mutated cystic nephroma-witnessing the genesis of anaplastic sarcoma of the kidney. Hum Pathol **53**: 114-120, 2016.
168) Wu MK, Goudie C, Druker H, et al: Evolution of renal cysts to anaplastic sarcoma of kidney in a child with DICER1 syndrome. Pediatr Blood Cancer **63**: 1272-1275, 2016.
169) Yoshida M, Hamanoue S, Seki M, et al: Metachronous anaplastic sarcoma of the kidney and thyroid follicular carcinoma as manifestations of DICER1 abnormalities. Hum Pathol 2016 Sep 30. pii: S0046-8177 (16) 30231-3. doi: 10.1016/j.humpath.2016. 06. 024. [Epub ahead of print]
170) Messinger YH, Stewart DR, Priest JR, et al: Pleuropulmonary blastoma: a report on 350 central pathology-confirmed pleuropulmonary blastoma cases by the International Pleuropulmonary Blastoma Registry. Cancer **121**: 276-285, 2015.
171) Hill DA, Jarzembowski JA, Priest JR, et al: Type I pleuropulmonary blastoma: pathology and biology study of 51 cases from the international pleuropulmonary blastoma registry. Am J Surg Pathol **32**: 282-295, 2008.
172) Rojas Y, Shi YX, Zhang W, et al: Primary malignant pulmonary tumors in children: a review of the national cancer data base. J Pediatr Surg **50**: 1004-1008, 2015.
173) Stacher E, Ullmann R, Halbwedl I, et al: Atypical goblet cell hyperplasia in congenital cystic adenomatoid malformation as a possible preneoplasia for pulmonary adenocarcinoma in childhood: A genetic analysis. Hum Pathol **35**: 565-570, 2004.
174) Brassesco MS, Valera ET, Lira RC, et al: Mucoepidermoid carcinoma of the lung arising at the primary site of a bronchogenic cyst: clinical, cytogenetic, and molecular findings. Pediatr Blood Cancer **56**: 311-313, 2011.
175) Achcar Rde O, Nikiforova MN, Dacic S, et al: Mammalian mastermind like 2 11q21 gene rearrangement in bronchopulmonary mucoepidermoid carcinoma. Hum Pathol **40**: 854-860, 2009.
176) Seethala RR, Dacic S, Cieply K, et al: A reappraisal of the MECT1/MAML2 translocation in salivary mucoepidermoid carcinomas. Am J Surg Pathol **34**: 1106-1121, 2010.
177) den Bakker MA, Beverloo BH, van den Heuvel-Eibrink MM, et al: NUT midline carcinoma of the parotid gland with mesenchymal differentiation. Am J Surg Pathol **33**: 1253-1258, 2009.
178) Haack H, Johnson LA, Fry CJ, et al: Diagnosis of NUT midline carcinoma using a NUT-specific monoclonal antibody. Am J Surg Pathol **33**: 984-991, 2009
179) Bauer DE, Mitchell CM, Strait KM, et al: Clinicopathologic features and long-term outcomes of NUT midline carcinoma. Clin Cancer Res **18**: 5773-5779, 2012.
180) Suzuki S, Kurabe N, Ohnishi I, et al: NSD3-NUT-expressing midline carcinoma of the lung: first characterization of primary cancer tissue. Pathol Res Pract **211**: 404-408, 2015.

頭頸部腫瘍
181) Lack EE, Worsham GF, Callihan MD, et al: Gingival granula cell tumors of the newborn (congenital

"epulis"): a clinical and pathologic study of 21 patients. Am J Surg Pathol **5**: 37-46, 1981.
182) Childers EL, Fanburg-Smith JC: Congenital epulis of the newborn: 10 new cases of a rare oral tumor. Ann Diagn Pathol **15**: 157-161, 2011.
183) Vered M, Dobriyan A, Buchner A: Congenital granular cell epulis presents an immunohistochemical profile that distinguishes it from the granular cell tumor of the adult. Virchows Arch **454**: 303-310, 2009.
184) Pettinato G, Manivel JC, d'Amore ES, et al: Melanotic neuroectodermal tumor of infancy. A reexamination of a histogenetic problem based on immunohistochemical, flow cytometric, and ultrastructural study of 10 cases. Am J Surg Pathol **15**: 233-245, 1991.
185) Choi IS, Kook H, Han DK, et al: Melanotic neuroectodermal tumor of infancy in the femur: a case report and review of the literature. J Pediatr Hematol Oncol **29**: 854-857, 2007.
186) Furtado SV, Ghosal N, Hegde AS: Calvarial malignant melanotic neuroectodermal tumour of infancy presenting with widespread intracranial metastasis. J Craniomaxillofac Surg **40**: e170-173, 2012.
187) Mills SE, Stelow EB, Hunt JL: Melanotic neuroectodermal tumor of infancy. In: AFIP atlas of tumor pathology, Tumors of the upper aerodigestive tract and ear. Series 4.Washington, DC: American Registry of Pathology, 2014, pp188-191.
188) Quiney RE, Wells M, Lewis FA, et al: Laryngeal papillomatosis: correlation between severity of disease and presence of HPV 6 and 11 detected by in situ DNA hybridisation. J Clin Pathol **42**: 694-698, 1989.
189) Gerein V, Rastorguev E, Gerein J, et al: Incidence, age at onset, and potential reasons of malignant transformation in recurrent respiratory papillomatosis patients: 20 years experience. Otolaryngol Head Neck Surg **132**: 392-394, 2005.
190) McDermott MB, Ponder TB, Dehner LP: Nasal chondromesenchymal hamartoma: an upper respiratory tract analogue of the chest wall mesenchymal hamartoma. Am J Surg Pathol **22**: 425-433, 1998.
191) Ozolek JA, Carrau R, Barnes EL, et al: Nasal chondromesenchymal hamartoma in older children and adults: series and immunohistochemical analysis. Arch Pathol Lab Med **129**: 1444-1450, 2005.
192) Stewart DR, Messinger Y, Williams GM, et al: Nasal chondromesenchymal hamartomas arise secondary to germline and somatic mutations of DICER1 in the pleuropulmonary blastoma tumor predisposition disorder. Hum Genet **133**: 1443-1450, 2014.
193) Dehner LP, Valbuena L, Perez-Atayde A, et al: Salivary gland anlage tumor ("congenital pleomorphic adenoma"). A clinicopathologic, immunohistochemical and ultrastructural study of nine cases. Am J Surg Pathol **18**: 25-36, 1994.
194) Herrmann BW, Dehner LP, Lieu JE: Congenital salivary gland anlage tumor: a case series and review of the literature. Int J Pediatr Otorhinolaryngol **69**: 149-156, 2005.
195) Brandwein M, Al-Naeif NS, Manwani D, et al: Sialoblastoma: clinicopathological/immunohistochemical study. Am J Surg Pathol **23**: 342-348, 1999.
196) Williams SB, Ellis GL, Warnock GR: Sialoblastoma: a clinicopathologic and immunohistochemical study of 7 cases. Ann Diagn Pathol **10**: 320-326, 2006.
197) Byers RM, Piorkowski R, Luna MA: Malignant parotid tumors in patients under 20 years of age. Arch Otolaryngol **110**: 232-235, 1989.
198) Baker SR, Malone B: Salivary gland malignancies in children. Cancer **55**: 1730-1736, 1985.
199) Spitz MR, Batsakis JG: Major salivary gland carcinoma. Descriptive epidemiology and survival of 498 patients. Arch Otolaryngol **110**: 45-49, 1984.
200) Rahbar R, Grimmer JF, Vargas SO, et al: Mucoepidermoid carcinoma of the parotid gland in children: A 10-year experience. Arch Otolaryngol Head Neck Surg **132**: 375-380, 2006.
201) Goode RK, Auclair PL, Ellis GL: Mucoepidermoid carcinoma of the major salivary glands: clinical and histopathologic analysis of 234 cases with evaluation of grading criteria. Cancer **82**: 1217-1224, 1998.
202) Nikitakis NG, Tosios KI, Papanikolaou VS, et al: Immunohistochemical expression of cytokeratins 7 and 20 in malignant salivary gland tumors. Mod Pathol **17**: 407-415, 2004.
203) Orvidas LJ, Kasperbauer JL, Lewis JE, et al: Pediatric parotid masses. Arch Otolaryngol Head Neck Surg **126**: 177-184, 2000.
204) Ellis G, Simpson RH: Acinic cell carcinoma. In: Barnes L, Eveson JW, Reichart P, Sidransky D, eds.

WHO classification of tumors, head and neck tumors. Lyon: IARC, 2005, pp216-218.
205) Sato T, Kamata SE, Kawabata K, et al: Acinic cell carcinoma of the parotid gland in a child. Pediatr Surg Int **21**: 377-380, 2005.
206) Chênevert J, Duvvuri U, Chiosea S, et al: DOG1: a novel marker of salivary acinar and intercalated duct differentiation. Mod Pathol **25**: 919-929, 2012.
207) Skálová A, Vanecek T, Sima R, et al: Mammary analogue secretory carcinoma of salivary glands, containing the ETV6-NTRK3 fusion gene: a hitherto undescribed salivary gland tumor entity. Am J Surg Pathol **34**: 599-608, 2010.

甲状腺腫瘍

208) Hogan AR, Zhuge Y, Perez EA, et al: Pediatric thyroid carcinoma: incidence and outcomes in 1753 patients. J Surg Res **156**: 167-172, 2009.
209) Niedziela M: Pathogenesis, diagnosis and management of thyroid nodules in children. Endocr Rel Cancer **13**: 427-453, 2006.
210) Hay ID, Gonzalez-Losada T, Reinalda MS, et al: Long-term outcoma in 215 children and adolescents with papillary thyroid cancer treated during 1940 through 2008. World J Surg **34**: 1192-1202, 2010.
211) 菅間博：小児甲状腺癌．病理と臨床 **31**: 25-30, 2013.
212) Harach HR, Willams GT, Williams ED: Familial adenomatous polyposis associated thyroid carcinoma: a distinct type of follicular cell neoplasm. Histopathology **25**: 549-561, 1994.
213) Nakazawa T, Kondo T, Kobayashi Y, et al: RET gene rearrangements (RET/PTC1 and RET/PTC3) in papillary thyroid carcinomas from an iodine-rich country (Japan). Cancer **104**: 943-951, 2005.
214) Slade I, Bacchelli C, Davies H, et al: DICER1 syndrome: clarifying the diagnosis, clinical features and management implications of a pleiotropic tumour predisposition syndrome. J Med Genet **48**: 273, 2011.
215) de Kock L, Sabbaghian N, Soglio DB, et al: Exploring the association Between DICER1 mutations and differentiated thyroid carcinoma. J Clin Endocrinol Metab **99**: E1072-1077, 2014.
216) Gow KW1, Lensing S, Hill DA, et al: Thyroid carcinoma presenting in childhood or after treatment of childhood malignancies: An institutional experience and review of the literature. J Pediatr Surg **38**: 1574-1580, 2003.

副腎腫瘍

217) Aubert S, Wacrenier A, Leroy X, et al: Weiss system revisited: a clinicopathologic and immunohistochemical study of 49 adrenocortical tumors. Am J Surg Pathol **26**: 1612-1619, 2002.
218) Wieneke JA, Thompson LD, Heffess CS: Adrenal cortical neoplasms in the pediatric population: a clinicopathologic and immunophenotypic analysis of 83 patients. Am J Surg Pathol **27**: 867-881, 2003.
219) Gonzalez KD, Noltner KA, Buzin CH, et al: Beyond Li Fraumeni syndrome: Clinical characteristics of families with p53 germline mutations. J Clin Oncol **27**: 1250-1256, 2009.
220) Gill AJ, Benn DE, Chou A, et al: Immunohistochemistry for SDHB triages genetic testing of SDHB, SDHC, and SDHD in paraganglioma-pheochromocytoma syndromes. Hum Pathol **41**: 805-814, 2010.

乳腺腫瘍

221) Tognon C, Knezevich SR, Huntsman D, et al: Expression of the ETV6-NTRK3 gene fusion as a primary event in human secretory breast carcinoma. Cancer Cell **2**: 367-376, 2002.
222) Tavassoli FA, Norris HJ: Secretory carcinoma of the breast. Cancer **45**: 2404-2413, 1980.
223) Laé M, Fréneaux P, Sastre-Garau X, et al: Secretory breast carcinomas with ETV6-NTRK3 fusion gene belong to the basal-like carcinoma spectrum. Mod Pathol **22**: 291-298, 2009.
224) Krausz T, Jenkins D, Grontoft O, et al: Secretory carcinoma of the breast in adults: emphasis on late recurrence and metastasis. Histopathology **14**: 25-36, 1989.
225) Mies C, Rosen PP: Juvenile fibroadenoma with atypical epithelial hyperplasia. Am J Surg Pathol **11**: 184-190, 1987.
226) Noguchi S, Motomura K, Inaji H, et al: Clonal analysis of fibroadenoma and phyllodes tumor of the breast. Cancer Res **53**: 4071-4074, 1993.
227) Rosen PP, Kimmel M: Juvenile papillomatosis of the breast. A follow-up study of 41 patients having biopsies before 1979. Am J Clin Pathol **93**: 599-603, 1990.

心臓腫瘍

228) Grebenc ML, Rosado de Christenson ML, et al: Primary cardiac and pericardial neoplasms: radiologic-pathologic correlation. Radiographics 20: 1073-1103, 2000.

229) Yinon Y, Chitayat D, Blaser S, et al: Fetal cardiac tumors: a single-center experience of 40 cases. Prenat Diagn 30: 941-949, 2010.

230) Torimitsu S, Nemoto T, Wakayama M, et al: Literature survey on epidemiology and pathology of cardiac fibroma. Eur J Med Res 17: 5, 2012.

231) Nelson E, Stenzel P: Intrapericardial yolk sac tumor in an infant girl. Cancer 60: 1567-1569, 1987.

消化管腫瘍

232) Ma C, Giardiello FM, Montgomery EA: Upper tract juvenile polyps in juvenile polyposis patients: dysplasia and malignancy are associated with foveolar, intestinal, and pyloric differentiation. Am J Surg Pathol 38: 1618-1626, 2014.

233) Miettinen M, Lasota J: Gastrointestinal stromal tumors: pathology and prognosis at different sites. Semin Diagn Pathol 23: 70-83, 2006.

234) Fletcher CD, Berman JJ, Corless C, et al: Diagnosis of gastrointestinal stromal tumors: A consensus approach. Hum Pathol 33: 459-465, 2002.

235) Miettinen M, Wang ZF, Sarlomo-Rikala M, et al: Succinate dehydrogenase-deficient GISTs: a clinicopathologic, immunohistochemical, and molecular genetic study of 66 gastric GISTs with predilection to young age. Am J Surg Pathol 35: 1712-1721, 2011.

236) Oudijk L, Gaal J, Korpershoek E, et al: SDHA mutations in adult and pediatric wild-type gastrointestinal stromal tumors. Mod Pathol 26: 456-463, 2013.

皮膚腫瘍

237) Hodge JA, Ray MC, Flynn KJ: The epidermal nevus syndrome. Int J Dermatol 30: 91-98, 1991.

238) Rahbari H, Mehregan AH: Basal cell epithelioma (carcinoma) in children and teenagers. Cancer 49: 350-353, 1982.

239) Friedrich RE: Diagnosis and treatment of patients with nevoid basal cell carcinoma syndrome [Gorlin-Goltz syndrome (GGS)]. Anticancer Res 27: 1783-1787, 2007.

240) Griffin JR, Cohen PR, Tschen JA, et al: Basal cell carcinoma in childhood: case report and literature review. J Am Acad Dermatol 57: S97-102, 2007.

241) Cribier B, Scrivener Y, Grosshans E: Tumors arising in nevus sebaceus: A study of 596 cases. J Am Acad Dermatol 42: 263-268, 2000.

242) Lichtenstein DA, Carr RA, Taibjee SM: Trichoepithelioma, not Basal cell carcinoma, in an 8-year-old child. Pediatr Dermatol 30: 276-278, 2013.

243) Reifenberger J, Wolter M, Knobbe CB, et al: Somatic mutations in the PTCH, SMOH, SUFUH and TP53 genes in sporadic basal cell carcinomas. Br J Dermatol 152: 43-51, 2005.

244) Awan BA, Alzanbagi H, Samargandi OA, et al: Scalp squamous cell carcinoma in xeroderma pigmentosum. N Am J Med Sci 6: 105-106, 2014.

245) Lang PG, Braun MA, Kwatra R: Aggressive squamous carcinomas of the scalp. Dermatol Surg 32: 1163-1170, 2006.

246) Magaña M, Sánchez-Romero E, Magaña P, et al: Congenital Melanocytic Nevus: Two Clinicopathological Forms. Am J Dermatopathol 37: 31-37, 2015.

247) DeDavid M, Orlow SJ, Provost N, et al: A study of large congenital melanocytic nevi and associated malignant melanomas: review of cases in the New York University Registry and the world literature. J Am Acad Dermatol 36: 409-416, 1997.

248) Krengel S, Hauschild A, Schäfer T: Melanoma risk in congenital melanocytic naevi: a systematic review. Br J Dermatol 155: 1-8, 2006.

249) Phadke PA, Rakheja D, Le LP, et al: Proliferative nodules arising within congenital melanocytic nevi: a histologic, immunohistochemical, and molecular analyses of 43 cases. Am J Surg Pathol 35: 656-669, 2011.

250) Nguyen TL, Theos A, Kelly DR, et al: Mitotically active proliferative nodule arising in a giant congenital melanocytic nevus: a diagnostic pitfall. Am J Dermatopathol 35: e16-21, 2013.

251) Yélamos O, Arva NC, Obregon R, et al: A comparative study of proliferative nodules and lethal melanomas in congenital nevi from children. Am J Surg Pathol **39**: 405-415, 2015.
252) Spitz S: Melanoma of childhood. Am J Pathol **24**: 591-609, 1948.
253) Böer A, Wolter M, Kneisel L, et al: Multiple agminated Spitz nevi arising on a café au lait macule: review of the literature with contribution of another case. Pediatr Dermatol **18**: 494-497, 2001.
254) Levy RM, Ming ME, Shapiro M, et al: Eruptive disseminated Spitz nevi. J Am Acad Dermatol **57**: 519-523, 2007.
255) Requena C, Botella R, Nagore E, et al: Characteristics of spitzoid melanoma and clues for differential diagnosis with spitz nevus. Am J Dermatopathol **34**: 478-486, 2012.
256) Barnhill RL: The Spitzoid lesion: rethinking Spitz tumors, atypical variants, 'Spitzoid melanoma' and risk assessment. Mod Pathol **19** Suppl 2: S21-33, 2006.
257) Bader JL, Li FP, Olmstead PM, et al: Childhood malignant melanoma. Incidence and etiology. Am J Pediatr Hematol Oncol **7**: 341-345, 1985.
258) Ceballos PI, Ruiz-Maldonado R, Mihm MC Jr: Melanoma in children. N Engl J Med **332**: 656-662, 1995.
259) Jen M, Murphy M, Grant-Kels JM: Childhood melanoma. Clin Dermatol **27**: 529-536, 2009.
260) Hill VK, Gartner JJ, Samuels Y, et al: The genetics of melanoma: recent advances. Annu Rev Genomics Hum Genet **14**: 257-279, 2013.
261) Asai J, Takenaka H, Ikada S, et al: Congenital malignant melanoma: a case report. Br J Dermatol **151**: 693-697, 2004.
262) Alexander A, Samlowski WE, Grossman D, et al: Metastatic melanoma in pregnancy: risk of transplacental metastases in the infant. J Clin Oncol **21**: 2179-2186, 2003.
263) Requena C, Botella R, Nagore E, et al: Characteristics of spitzoid melanoma and clues for differential diagnosis with spitz nevus. Am J Dermatopathol **34**: 478-486, 2012.
264) Spatz A, Ruiter D, Hardmeier T, et al: Melanoma in childhood: an EORTC-MCG multicenter study on the clinico-pathological aspects. Int J Cancer **68**: 317-324, 1996.
265) DeDavid M, Orlow SJ, Provost N, et al: A study of large congenital melanocytic nevi and associated malignant melanomas: review of cases in the New York University Registry and the world literature. J Am Acad Dermatol **36**: 409-416, 1997.
266) Kerl H, Clemante C, North PE, et al: Melanoma arising in giant congenital nevi, in LeBoit PE, Burg G, Weedon D, et al (eds) : World Health Organization Classification of Tumours, Pathology and Genetics of Skin Tumours. IARC Press, Lyon, 2006, pp83-84.
267) Zhang YH, Wang WL, Rapini RP, et al: Syringocystadenocarcinoma papilliferum with transition to areas of squamous differentiation: a case report and review of the literature. Am J Dermatopathol **34**: 428-433, 2012.
268) Cigliano B, Baltogiannis N, De Marco M, et al: Pilomatricoma in childhood: a retrospective study from three European paediatric centres. Eur J Pediatr **164**: 673-677, 2005.
269) Trufant J, Kurz W, Frankel A, et al: Familial multiple pilomatrixomas as a presentation of attenuated adenomatosis polyposis coli. J Cutan Pathol **39**: 440-443, 2012.
270) Centurión SA, Schwartz RA, Lambert WC: Trichoepithelioma papulosum multiplex. J Dermatol **27**: 137-143, 2000.
271) Jensen AL, Florell SR, Vanderhooft SL, et al: Basal cell carcinoma arising in a nevus sebaceus in a child with facial trichoepitheliomas. Pediatr Dermatol **28**: 138-141, 2011.

小児の二次がん

272) Landier W, Armenian SH, Meadows AT, et al: Late effects of childhood cancer and its treatment. In Pizzo PA, Poplack DG eds. Principles and practice of pediatric oncology. 7th ed. Philadelphia, PA: Wolters Kluwer, 2016, pp1189-1191.
273) Bhatia S, Sklar C: Second cancers in survivors of childhood cancer. Nat Rev Cancer **2**: 124-132, 2002.
274) Mertens AC, Liu Q, Neglia JP, et al: Cause-specific late mortality among 5-year survivors of childhood cancer: the Childhood Cancer Survivor Study. J Natl Cancer Inst **100**: 1368-1379, 2008.
275) Bhatia S, Robison LL, Oberlin O, et al: Breast cancer and other second neoplasms after childhood Hodgkin's disease. N Engl J Med **334**: 745-751, 1996.

276) 石田也寸志：二次がん．日本小児血液・がん学会編，小児血液・腫瘍学．東京，診断と治療社，2015, pp282-285.
277) Bhatia S, Yasui Y, Robison LL, et al: High risk of subsequent neoplasms continues with extended follow-up of childhood Hodgkin's disease: report from the Late Effects Study Group. J Clin Oncol 21: 4386-4394, 2003.
278) Kenney LB, Yasui Y, Inskip PD, et al: Breast cancer after childhood cancer: a report from the Childhood Cancer Survivor Study. Ann Intern Med 141: 590-597, 2004.
279) Inskip PD, Robison LL, Stovall M, et al: Radiation dose and breast cancer risk in the childhood cancer survivor study. J Clin Oncol 27: 3901-3907, 2009.
280) Sklar C, Whitton J, Mertens A, et al: Abnormalities of the thyroid in survivors of Hodgkin's disease: data from the Childhood Cancer Survivor Study. J Clin Endocrinol Metab 85: 3227-3232, 2000.
281) Neglia JP, Friedman DL, Yasui Y, et al: Second malignant neoplasms in five-year survivors of childhood cancer: childhood cancer survivor study. J Natl Cancer Inst 93: 618-629, 2001.
282) Sigurdson AJ, Ronckers CM, Mertens AC, et al: Primary thyroid cancer after a first tumour in childhood (the Childhood Cancer Survivor Study): a nested case-control study. Lancet 365: 2014-2023, 2005.
283) Henderson TO, Whitton J, Stovall M, et al: Secondary sarcomas in childhood cancer survivors: a report from the Childhood Cancer Survivor Study. J Natl Cancer Inst 99: 300-308, 2007.
284) Henderson TO, Rajaraman P, Stovall M, et al: Risk factors associated with secondary sarcomas in childhood cancer survivors: a report from the childhood cancer survivor study. Int J Radiat Oncol Biol Phys 84: 224-230, 2012.
285) Wong FL, Boice JD Jr, Abramson DH, et al: Cancer incidence after retinoblastoma. Radiation dose and sarcoma risk. JAMA 278: 1262-1267, 1997.
286) Bowers DC, Nathan PC, Constine L, et al: Subsequent neoplasms of the CNS among survivors of childhood cancer: a systematic review. Lancet Oncol 14: e321-328, 2013.
287) Taylor AJ, Little MP, Winter DL, et al: Population-based risks of CNS tumors in survivors of childhood cancer: the British Childhood Cancer Survivor Study. J Clin Oncol 28: 5287-5293, 2010.
288) Neglia JP, Robison LL, Stovall M, et al: New primary neoplasms of the central nervous system in survivors of childhood cancer: a report from the Childhood Cancer Survivor Study. J Natl Cancer Inst 98: 1528-1537, 2006.
289) 恒松由記子，他：月本班治療関連二次性白血病/MDS登録—5年間（1994-98）のまとめ．厚労省がん研究助成金．厚労省がん研究助成金　平成11年度研究報告書：140-143, 1999.
290) Ishida Y, Maeda M, Urayama KY, et al: Secondary cancers among children with acute lymphoblastic leukaemia treated by the Tokyo Children's Cancer Study Group protocols: a retrospective cohort study. Br J Haematol 164: 101-112, 2014.

胚細胞腫瘍

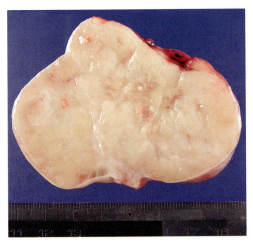

図1. ディスジャーミノーマ（卵巣）Dysgerminoma
表面は平滑な充実性腫瘍で，淡黄褐色の割面を示す。

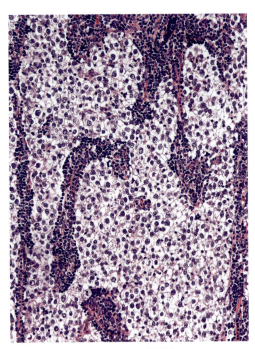

図2. ディスジャーミノーマ（卵巣）Dysgerminoma
円形ないし類円形の核と淡明な豊富な細胞質を有し，細胞境界は明瞭である。間質には多数の成熟リンパ球の浸潤を認める。

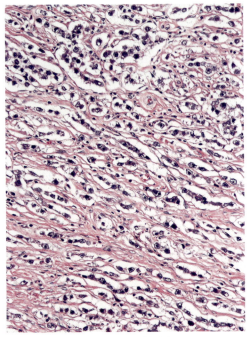

図3. ディスジャーミノーマ（卵巣）Dysgerminoma
線維性間質を伴いながら腫瘍細胞が索状の配列を示すことがある。

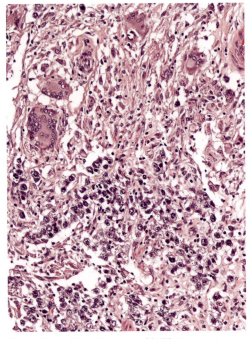

図4. ディスジャーミノーマ（卵巣）Dysgerminoma
間質に多数の組織球浸潤を認め，異物型巨細胞やラングハンス型巨細胞を伴う肉芽腫性炎症を認める。

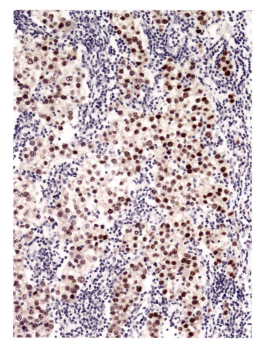

図 5. ディスジャーミノーマ（卵巣）Dysgerminoma
OCT3/4 が腫瘍細胞の核に陽性を示す。
（OCT3/4 免疫染色）

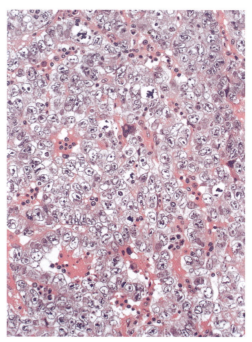

図 6. 胎児性癌 Embryonal carcinoma：充実性配列
核小体の明瞭な異型性の強い核と明るい細胞質を有する大型細胞が一定のパターンを呈さず，びまん性に増殖する。しばしば核分裂像をみる。

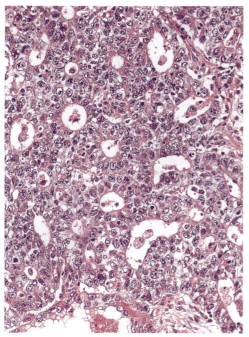

図 7. 胎児性癌 Embryonal carcinoma：管状配列
明るい細胞質を有する大型の腫瘍細胞が管状に配列する。

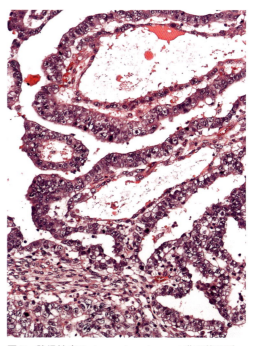

図 8. 胎児性癌 Embryonal carcinoma：乳頭状配列
大型の円柱上皮が乳頭状に増殖し，その内側に一層のやや扁平な細胞が裏打ちしている。

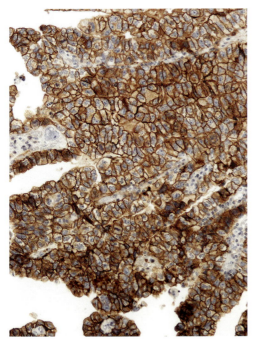

図 9. 胎児性癌 Embryonal carcinoma
腫瘍細胞の細胞膜，細胞質に CD30 が陽性を示す。（CD30 免疫染色）

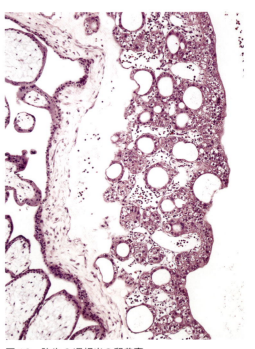

図 10. 胎生 8 週相当の卵黄囊
網状，小囊胞状の構造を示し，内部には有核赤血球を主体とした造血細胞を認める。

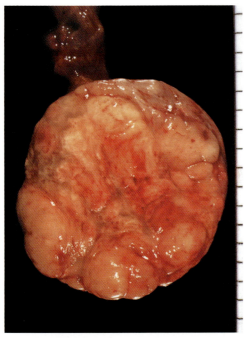

図 11. 卵黄囊腫瘍（精巣）Yolk sac tumor
全体的に黄色調を示し，粘稠性を帯びている。出血巣を認める。

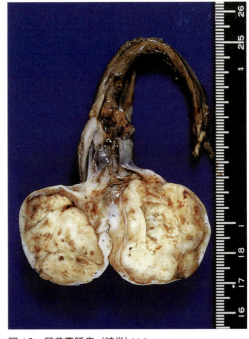

図 12. 卵黄囊腫瘍（精巣）Yolk sac tumor
黄白色調で，充実性腫瘍を認める。

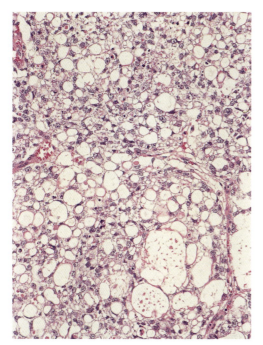

図 13. 卵黄嚢腫瘍：微小囊胞状／網状パターン microcystic/reticular pattern
明るい細胞質の腫瘍細胞が疎な網状構造を示しつつ増殖している。

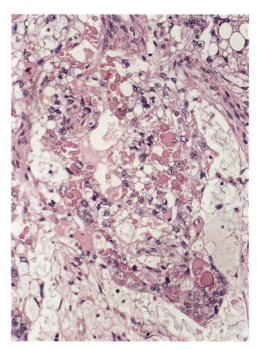

図 14. 卵黄嚢腫瘍 Yolk sac tumor
網状構造部にしばしばみられる硝子滴。

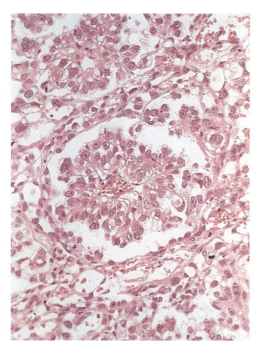

図 15. 卵黄嚢腫瘍：内胚葉洞パターン endodermal sinus pattern
血管結合織を中心に上皮様の腫瘍細胞が増殖し，これを包むように外側に洞構造がみられ，Schiller-Duval body とも呼ばれる。

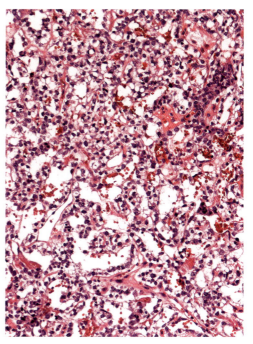

図 16. 卵黄嚢腫瘍：内胚葉洞パターン endodermal sinus pattern
立方状の腫瘍細胞が血管結合組織の周囲に類洞状に増殖し，迷路模様を呈する。

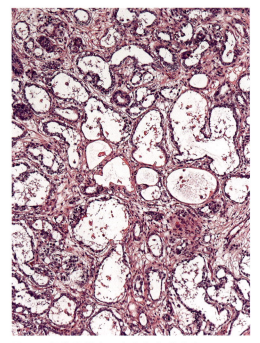

図17. 卵黄嚢腫瘍:多小胞状卵黄嚢パターン polyvesicular vitelline pattern
扁平な細胞にて被覆された囊胞状構造が不規則に配列し,しばしば互いに隣接し,砂時計型を呈するものも認められる。

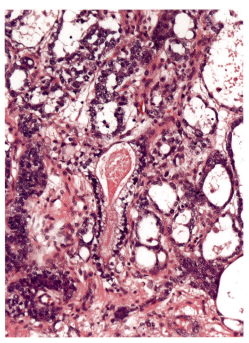

図18. 卵黄嚢腫瘍:腺管パターン glandular pattern
立方ないし円柱状の腫瘍細胞が,腺管状の配列を示し,中央には細胞質の淡明な原始腸管類似の腺管構造を認める。

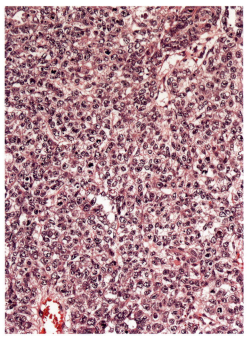

図19. 卵黄嚢腫瘍:充実性パターン solid pattern
類円形核を示す腫瘍細胞が,充実性胞巣を形成しながら増殖する。

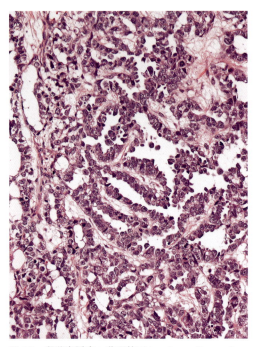

図20. 卵黄嚢腫瘍:乳頭状パターン papillary pattern
線維性の疎な間質を軸に腫瘍細胞が乳頭状に配列する。

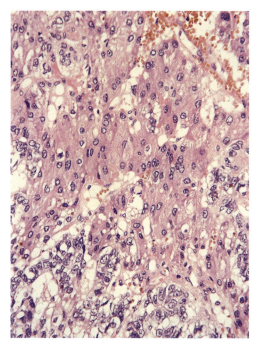

図21. 卵黄嚢腫瘍：肝様パターン hepatoid pattern
好酸性の細胞質と類円形の核からなる肝細胞類似の腫瘍細胞。

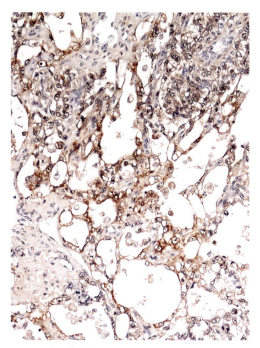

図22. 卵黄嚢腫瘍 Yolk sac tumor
網状構造部分を構成する腫瘍細胞は AFP 陽性を示す。（AFP 免疫染色）

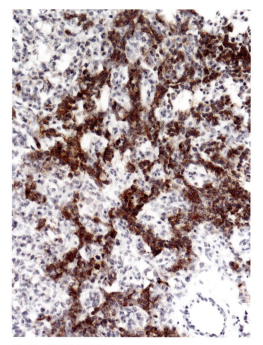

図23. 卵黄嚢腫瘍 Yolk sac tumor
腫瘍細胞の多くは glypican-3 陽性を示す。（Glypican-3 免疫染色）

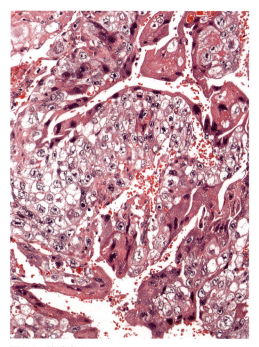

図24. 絨毛癌 Choriocarcinoma
細胞性栄養膜細胞と合胞体栄養膜様巨細胞に由来する2種類の腫瘍細胞を認める。

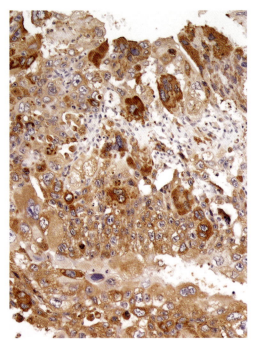

図 25. 絨毛癌 Choriocarcinoma
合胞体栄養膜様巨細胞を主体として hCG 陽性を示す。(hCG 免疫染色)

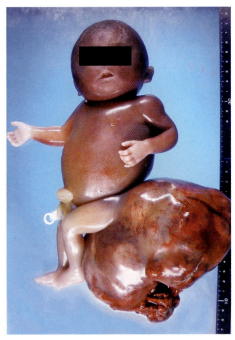

図 26. 成熟奇形腫 Mature teratoma
仙尾部に巨大な腫瘍を認め，一部被膜の破綻がみられる。

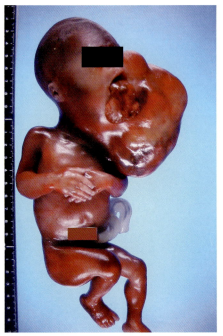

図 27. 成熟奇形腫 Mature teratoma
上顎から下顎，頸部にかけて巨大な病変を形成する。

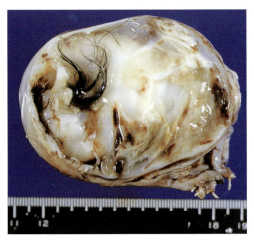

図 28. 成熟奇形腫 Mature teratoma
卵巣に発生した腫瘍。嚢胞性で毛髪，骨組織などが認められる。

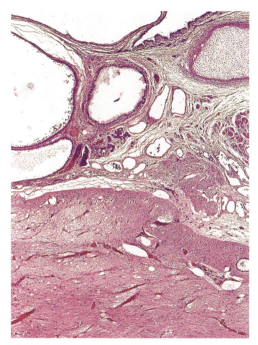

図29. 成熟奇形腫 Mature teratoma
円柱状上皮細胞に被われた囊胞状構造，軟骨，グリア組織などが認められる。

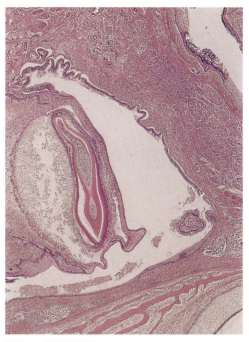

図30. 成熟奇形腫 Mature teratoma
線毛円柱上皮に被われた囊胞と接して歯牙組織が認められる。

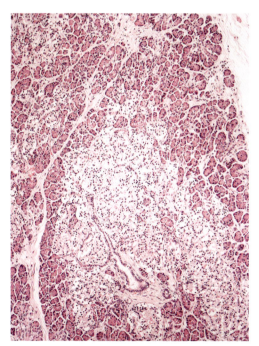

図31. 成熟奇形腫 Mature teratoma
前縦隔原発の奇形腫では内分泌細胞を含む膵組織をみる頻度が高い。

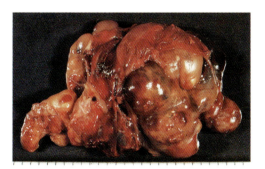

図32. 未熟奇形腫 Immature teratoma
後腹膜に発生した未熟奇形腫。巨大，結節状で被膜に被われている。

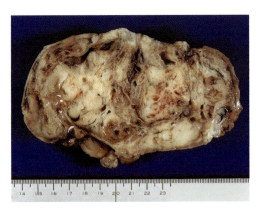

図 33. 未熟奇形腫 Immature teratoma
灰白色の充実性腫瘍で嚢胞状部分も混じっている。

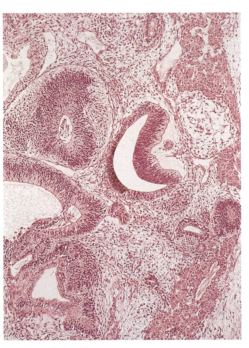

図 34. 未熟奇形腫 Immature teratoma
未熟な神経上皮と間葉系細胞が大部分を占める。未熟内胚葉成分のほか，色素上皮，肝細胞を認める。

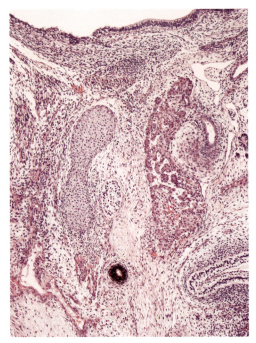

図 35. 未熟奇形腫 Immature teratoma
未熟な内胚葉組織，肝組織，軟骨，色素上皮などを認める。

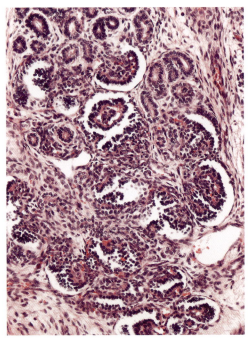

図 36. 未熟奇形腫 Immature teratoma
未熟な糸球体類似の組織を認める。

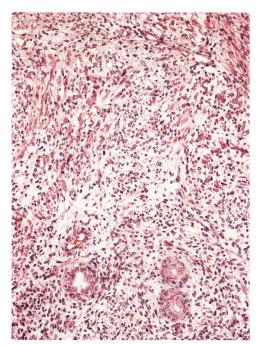

図 37. 未熟奇形腫 Immature teratoma
このように部分的に横紋筋芽細胞を豊富に認めることがある。

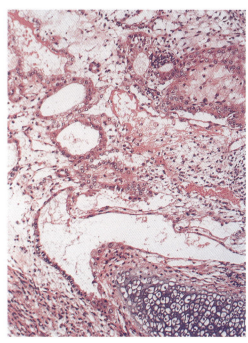

図 38. 未熟奇形腫 Immature teratoma
Focal embryoid components, 軟骨組織と隣接して卵黄嚢様成分をみる。

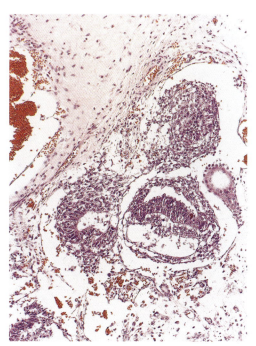

図 39. 胚葉体 Embryoid body
胚盤様構造，羊膜構造，卵黄嚢構造よりなる。

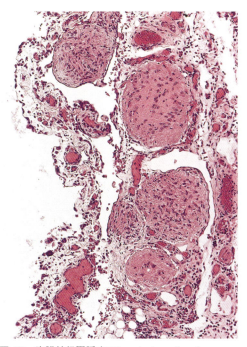

図 40. 腹膜神経膠腫症 Gliomatosis peritonei
卵巣の未熟奇形腫で，成熟グリア組織からなる結節が腹膜の漿膜下組織に散在する。

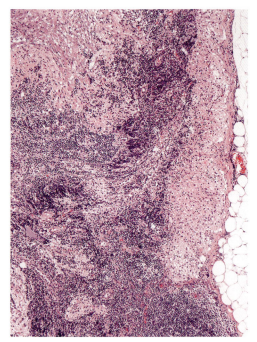

図41. リンパ節神経膠腫症 Nodal gliomatosis
卵巣の未熟奇形腫で，腹腔リンパ節内に成熟グリア組織の増殖を伴うことがある。

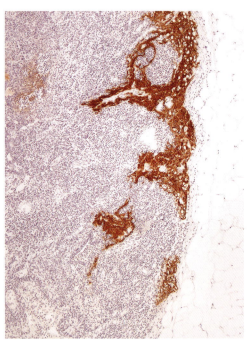

図42. リンパ節神経膠腫症 Nodal gliomatosis
図41のGFAP免疫染色。リンパ節内にGFAP陽性の成熟グリア組織の増殖を認める。

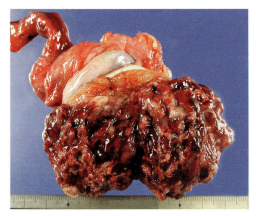

図43. 混合型胚細胞腫瘍 Mixed germ cell tumor
精巣に発生した混合型胚細胞腫瘍。小囊胞構造，出血などを認める。

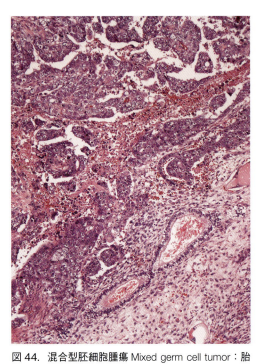

図44. 混合型胚細胞腫瘍 Mixed germ cell tumor：胎児性癌＋奇形腫
左上に胎児性癌の成分を認め，右下に未熟な内胚葉成分を伴う奇形腫の成分を認める。

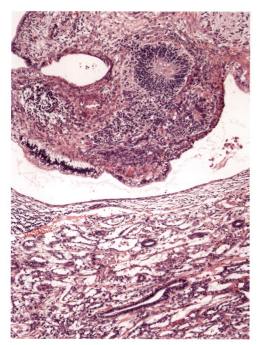

図 45. 混合型胚細胞腫瘍 Mixed germ cell tumor：未熟奇形腫＋卵黄嚢腫瘍
上に未熟な神経外胚葉組織を伴った奇形腫の成分を認め，下に卵黄嚢腫瘍の成分を認める。

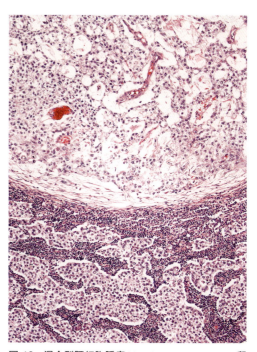

図 46. 混合型胚細胞腫瘍 Mixed germ cell tumor：卵黄嚢腫瘍＋セミノーマ
上に微小嚢胞状ないし網状構造を示す卵黄嚢腫瘍の成分を認め，下にセミノーマの成分を認める。

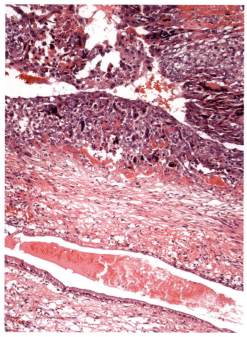

図 47. 混合型胚細胞腫瘍 Mixed germ cell tumor：絨毛癌＋奇形腫
上に合胞体栄養膜細胞，細胞性栄養膜細胞を含む絨毛癌の成分を認め，下には粘液をもつ円柱上皮よりなる奇形腫の成分を認める。

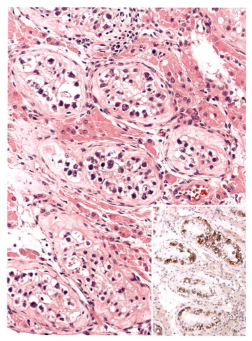

図 48. Germ cell neoplasia in situ（GCNIS）
精細管内に原始胚細胞に類似の異型細胞が基底膜に沿って認められる。GCNIS は CD117（c-kit）陽性を示す（挿入図）。

■性腺腫瘍（胚細胞腫瘍以外）

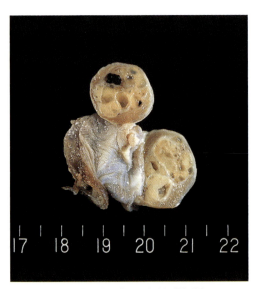

図49. 若年型顆粒膜細胞腫（精巣）Juvenile granulosa cell tumor
淡黄灰色調を呈し，大小の嚢胞を形成する。

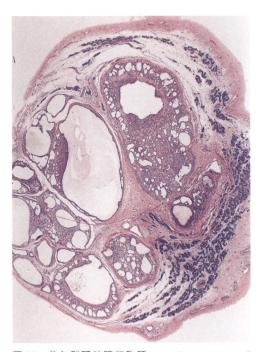

図50. 若年型顆粒膜細胞腫 Juvenile granulosa cell tumor
腫瘍細胞は種々の大きさの胞巣を形成し，胞巣内には大小の嚢胞構造がみられる。

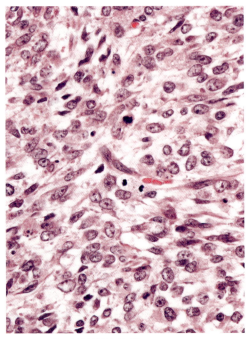

図51. 若年型顆粒膜細胞腫 Juvenile granulosa cell tumor
腫瘍細胞の核には成人型顆粒膜細胞腫と異なり，核溝がみられることはほとんどない。また，核分裂像が目立つ症例もある。

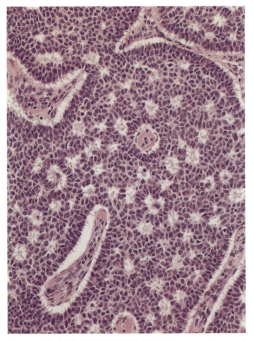

図52. 成人型顆粒膜細胞腫 Adult granulosa cell tumor
顆粒膜細胞が微小濾胞状（Call-Exner体）に増殖する。

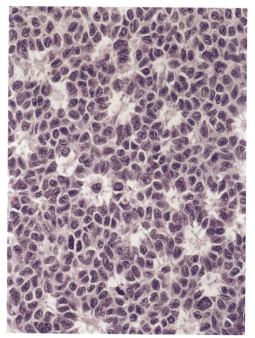

図53. 成人型顆粒膜細胞腫 Adult granulosa cell tumor
図52の拡大像。好酸性細胞質をもち，特徴的な核溝のみられる顆粒膜細胞からなる。

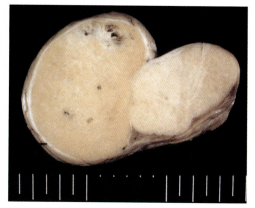

図54. 莢膜細胞腫（卵巣）Thecoma
充実性腫瘍で，黄色調を帯びる。

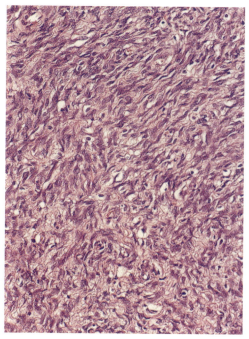

図55. 莢膜細胞腫 Thecoma
紡錘型の莢膜細胞が充実性に増殖する。異型性，核分裂像には乏しい。

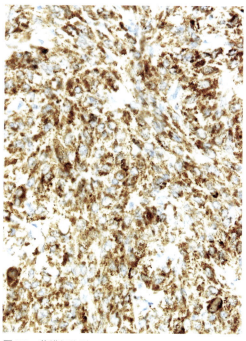

図56. 莢膜細胞腫 Thecoma
腫瘍細胞は inhibin-α 陽性である。(inhibin-α 免疫染色)

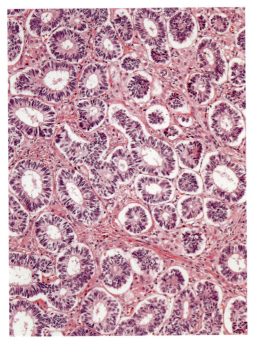

図57. セルトリ・ライディッヒ細胞腫 Sertoli-Leydig cell tumor
円柱上皮よりなる明瞭な腺管形成を示すセルトリ細胞成分と，好酸性細胞質をもつライディッヒ細胞成分よりなる腫瘍である。

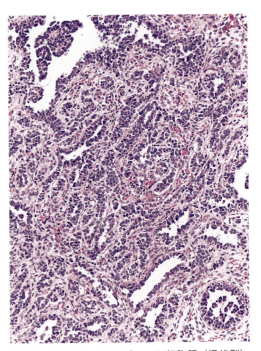

図58. セルトリ・ライディッヒ細胞腫（網状型）Sertoli-Leydig cell tumor, retiform
腺管が吻合状に増殖し，精巣網に似た構造を示す腫瘍である。右方には乳頭状構造もみられる。

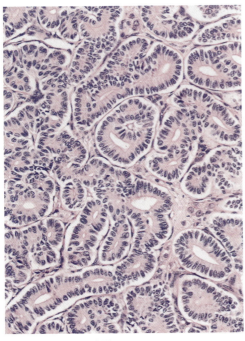

図59. セルトリ細胞腫 Sertoli cell tumor
淡明な細胞質をもつ円柱状のセルトリ細胞が管状の増殖を示す。

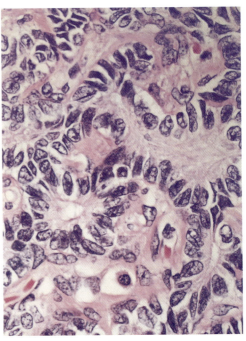

図60. セルトリ細胞腫 Sertoli cell tumor
図59の拡大像。管状に増殖する腫瘍細胞は不整な核，核膜の弯入，やや好酸性の広い細胞質などが特徴である。

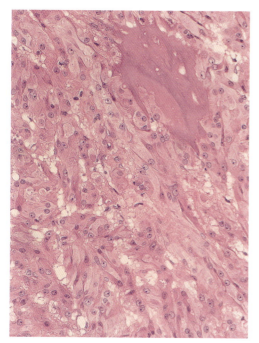

図61. 大細胞性石灰化セルトリ細胞腫 Large cell calcifying Sertoli cell tumor
大型好酸性の細胞が索状に配列している。石灰化巣を伴う。

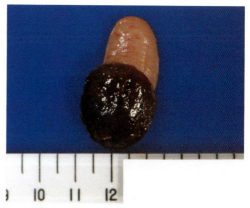

図62. ライディッヒ細胞腫（精巣）Leydig cell tumor
マホガニー色を示す結節性腫瘤。

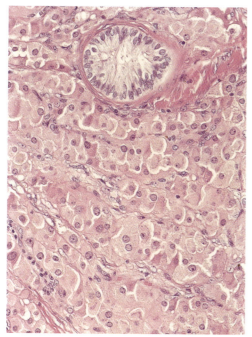

図63. ライディッヒ細胞腫 Leydig cell tumor
豊富な好酸性の細胞質をもち，やや偏在する類円形核を特徴とする細胞が充実性に増殖する。一部に萎縮した精細管が存在する。

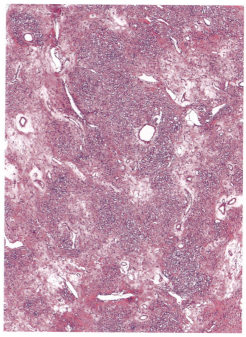

図64. 硬化性間質性腫瘍 Sclerosing stromal tumor
弱拡大では細胞が密な部分と細胞が疎な浮腫状の部分がみられ，偽分葉状パターンを呈する。

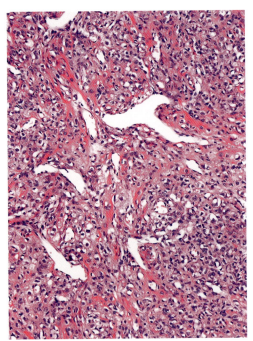

図65. **硬化性間質性腫瘍** Sclerosing stromal tumor
細胞が密な部分では異型に乏しい紡錘形細胞が増殖し，鹿の角状（staghorn pattern）を呈する血管がみられる。

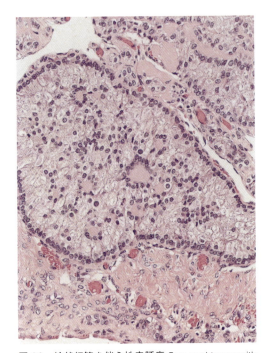

図66. **輪状細管を伴う性索腫瘍** Sex cord tumor with annular tubules（SCTAT）
硝子体をもつ輪状細管を単位としてtubuleが集簇し，大きい胞巣を形成する。

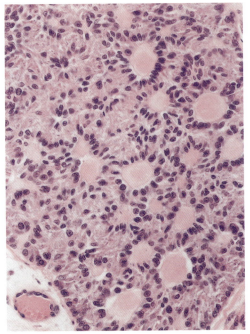

図67. **輪状細管を伴う性索腫瘍** Sex cord tumor with annular tubules（SCTAT）
図66の拡大像。tubule内腔には弱好酸性の硝子体が認められる。管腔状に増殖する細胞はセルトリ細胞に類似する。

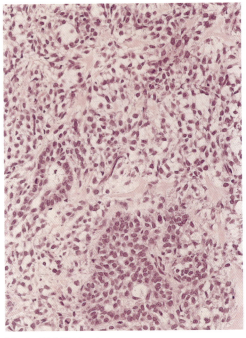

図68. **混合型** Mixed type
充実性の顆粒膜細胞の増殖する胞巣のほか，紡錘型のセルトリ細胞，莢膜細胞の粗なあるいは網状の増殖が混在する。

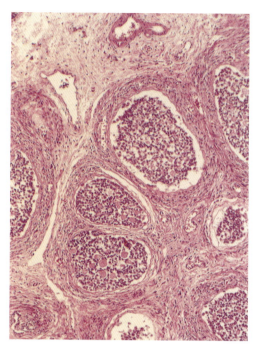

図 69. **性腺芽腫** Gonadoblastoma
未分化胚細胞とセルトリあるいは未熟顆粒膜細胞様の間質細胞が増生して胞巣を形成する。

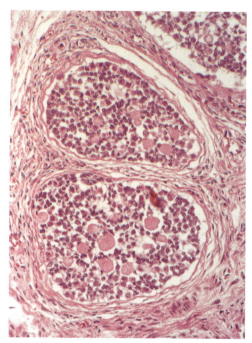

図 70. **性腺芽腫** Gonadoblastoma
図 69 の拡大像。胞巣内には硝子様物質を囲んだ Call-Exner 小体類似の構造がみられる。

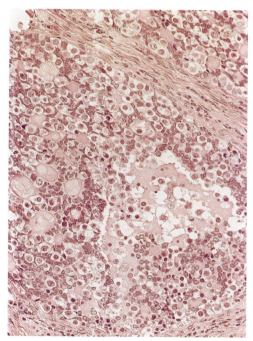

図 71. **性腺芽腫** Gonadoblastoma
大型の未分化胚細胞が目立ち、セルトリ様細胞の増生巣には Call-Exner 小体様構造があり、硝子様物質あるいは間質の一部には石灰化巣が存在する。

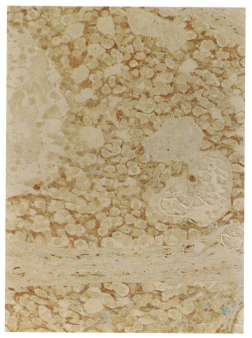

図 72. **性腺芽腫** Gonadoblastoma
小型の間質細胞に S100 が陽性である。胚細胞は陰性。(S100 蛋白免疫染色)

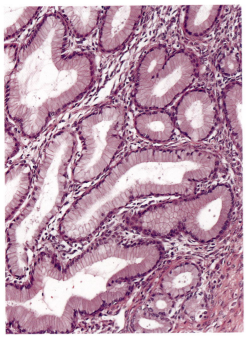

図73. 粘液腺腫 Mucinous adenoma
細胞質内粘液に富む円柱上皮よりなる腺管が増殖している。腫瘍細胞は消化管上皮に類似し，細胞異型はみられない。

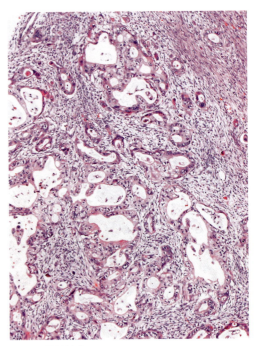

図74. 粘液性癌 Mucinous carcinoma
細胞質内粘液を有する細胞よりなる腺管が浸潤性に増殖している。

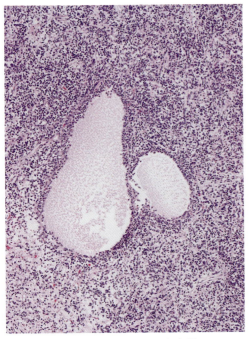

図75. 小細胞癌高カルシウム血症型 Small cell carcinoma, hypercalcemic type
比較的均一な細胞が増殖しており，ときに濾胞構造をみる。

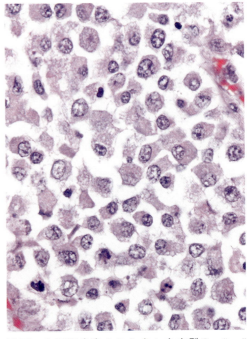

図76. 小細胞癌高カルシウム血症型 Small cell carcinoma, hypercalcemic type
核が偏在し，好酸性封入体状構造をもつ細胞（ラブドイド細胞）が増殖することも多い。

■ 呼吸器・縦隔腫瘍

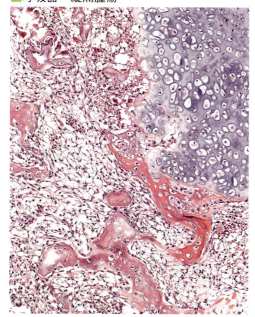

図 77. 胸壁過誤腫 Chest wall hamartoma
軟骨内骨化を伴う軟骨島と，粘液腫様変性を伴う幼若な繊維芽細胞様細胞の増殖を認める。

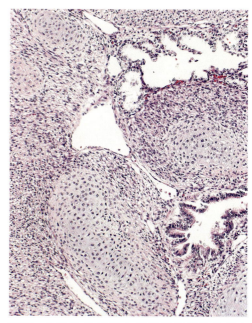

図 78. 先天性傍気管支筋線維芽細胞性腫瘍
Congenital peribronchial myofibroblastic tumor
気管周囲に紡錘形細胞が束状に増殖している。また，過誤腫様の軟骨組織も認める。

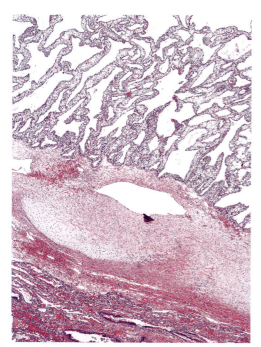

図 79. Fetal lung interstitial tumor
病変は不完全な線維性の被膜を伴い，被膜内に軟骨組織を認める。下方に週齢相当に発育した正常肺組織が観察される。

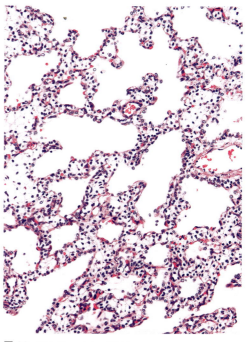

図 80. Fetal lung interstitial tumor
胎児肺に類似した未熟な肺胞・間質構造を呈する。肺胞様構造は線毛のない扁平または円柱上皮で覆われ，間質構造は浮腫状で，円形から卵円形の核と豊富な細胞質をもつ間質細胞を認める。

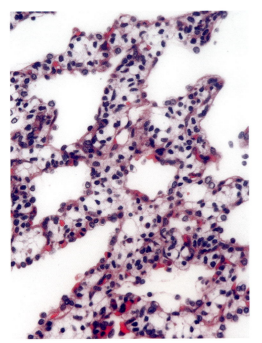

図81. Fetal lung interstitial tumor
図80の拡大像。囊胞の上皮細胞および間質細胞ともに明らかな異型は伴わない。

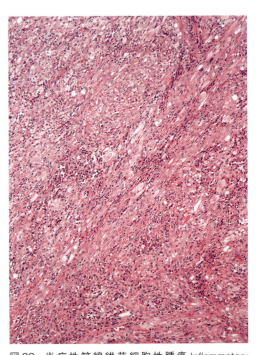

図82. 炎症性筋線維芽細胞性腫瘍 Inflammatory myofibroblastic tumor
異型の乏しい核と双極性の豊かな細胞質を有する紡錘形細胞が炎症細胞や膠原線維などと混在して素状，ときに花むしろ状に増殖する。

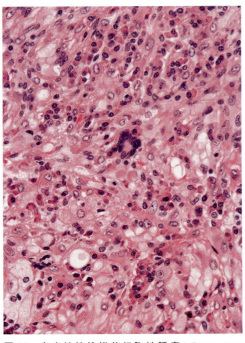

図83. 炎症性筋線維芽細胞性腫瘍 Inflammatory myofibroblastic tumor
形質細胞，リンパ球，Touton型の巨細胞などの浸潤細胞を認める。

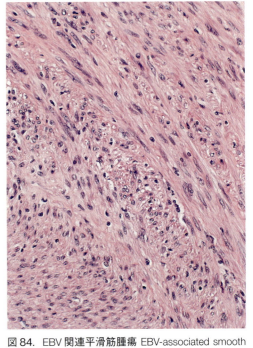

図84. EBV関連平滑筋腫瘍 EBV-associated smooth muscle tumor
リンパ球浸潤を伴い，紡錘形細胞が束状に増殖している。

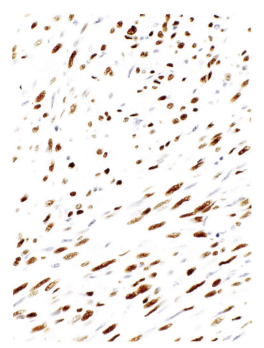

図 85. EBV 関連平滑筋腫瘍 EBV-associated smooth muscle tumor
腫瘍細胞の核に陽性となる。(EBV-EBER in situ hybridization)

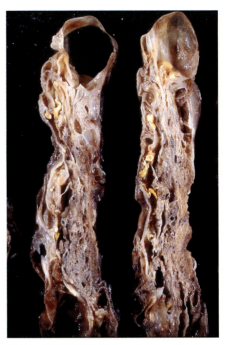

図 86. 胸膜肺芽腫 Pleuropulmonary blastoma, type I
腫瘍の大部分が嚢胞状である。

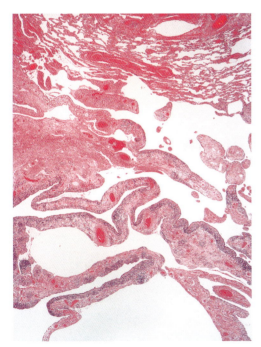

図 87. 胸膜肺芽腫 Pleuropulmonary blastoma, type I
腫瘍の大部分が嚢胞状であり，嚢胞上皮直下に高い細胞密度で腫瘍細胞の増殖が観察される。図上方に正常肺組織を認める。

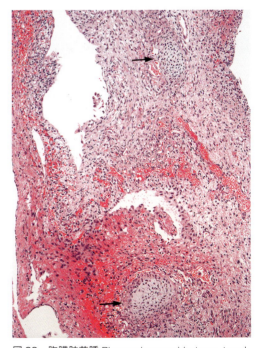

図 88. 胸膜肺芽腫 Pleuropulmonary blastoma, type I
嚢胞壁内に未熟な軟骨組織（→）を認める。

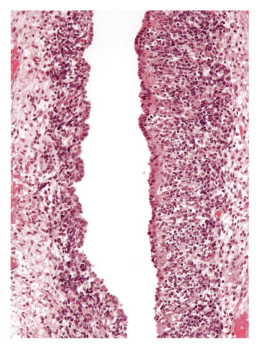

図 89. 胸膜肺芽腫 Pleuropulmonary blastoma, type I
囊胞は非腫瘍性の呼吸上皮に覆われ，上皮下に横紋筋への分化を示すものを含む未熟な腫瘍細胞が cambium layer 様の層構造をなす。

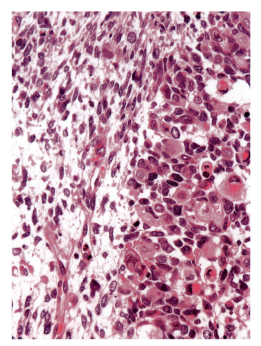

図 90. 胸膜肺芽腫 Pleuropulmonary blastoma, type II
充実部分では，低分化の短紡錘形細胞が散在する（左方）一方，横紋筋への分化を示す細胞を認める部分が観察される（右方）。

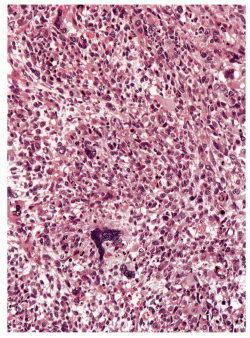

図 91. 胸膜肺芽腫 Pleuropulmonary blastoma, type III
著しい多形・異型を示す腫瘍細胞が観察される。

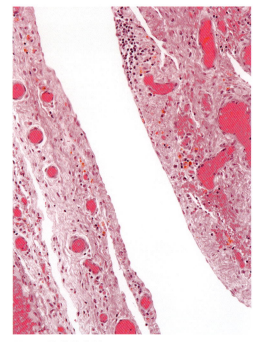

図 92. 胸膜肺芽腫 Pleuropulmonary blastoma, type I-regressed（I r）
上皮下細胞に異型が乏しく，炎症細胞浸潤・ヘモジデリン沈着・毛細血管増殖を認め，早期病変の退縮が示唆される。

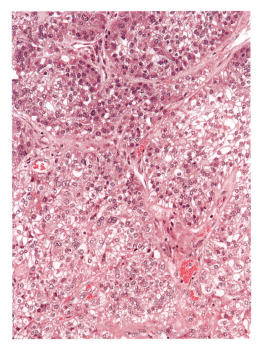

図 93. 粘表皮癌 Mucoepidermoid carcinoma
粘液産生細胞（図下方）および中間細胞（図上方）が観察される。いずれも異型性は軽度である。

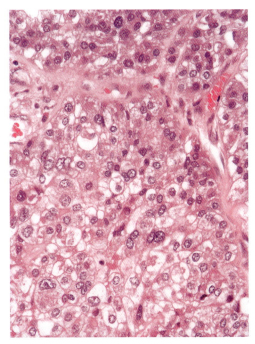

図 94. 粘表皮癌 Mucoepidermoid carcinoma
図 93 の拡大像。

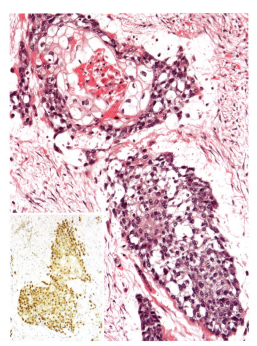

図 95. NUT carcinoma
分化の低い腫瘍細胞から唐突に扁平上皮へ移行する（abrupt transition）が観察される。腫瘍細胞は NUT 免疫染色陽性であり，*NUT* 遺伝子の転座が示唆される（挿入図）。

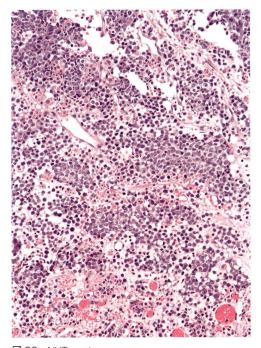

図 96. NUT carcinoma
分化の乏しい小型から中型の腫瘍細胞がシート状に増殖している。アポトーシスが目立つ。

■頭頸部領域の腫瘍

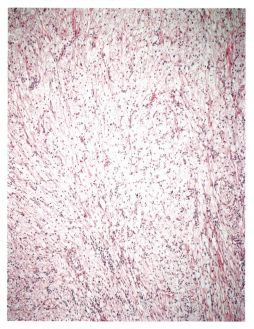

図97. 先天性顆粒細胞腫 Congenital granular cell tumor
豊富な血管性間質を伴い大型細胞が結節状に増生している。

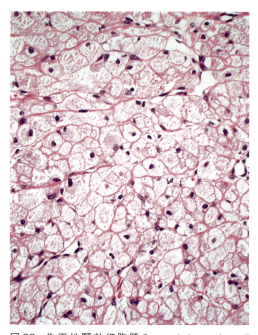

図98. 先天性顆粒細胞腫 Congenital granular cell tumor
大型細胞は細胞境界が明瞭で，豊富な顆粒状好酸性細胞質をもつ。

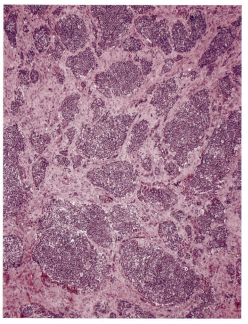

図99. 乳児黒色性神経外胚葉性腫瘍 Melanotic neuroectodermal tumor of infancy
豊富な線維性間質を背景に腫瘍細胞が胞巣状に増生している。

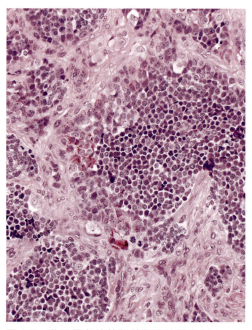

図100. 乳児黒色性神経外胚葉性腫瘍 Melanotic neuroectodermal tumor of infancy
腫瘍は小型細胞と大型細胞の二相性を示し，大型細胞にはメラニン色素がみられる。

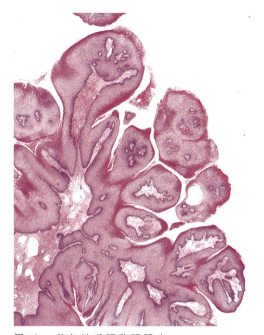

図101. 若年性喉頭乳頭腫症 Juvenile laryngeal papillomatosis
線維血管性間質を芯に重層扁平上皮が乳頭状に増生している。

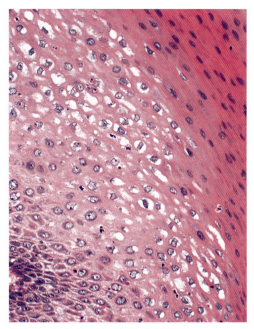

図102. 若年性喉頭乳頭腫症 Juvenile laryngeal papillomatosis
角化や koilocytosis をみることがある。

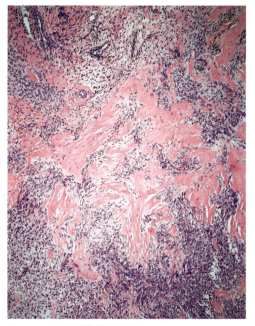

図103. 軟骨間葉性過誤腫 Chondromesenchymal hamartoma
腫瘍はさまざまな間葉系成分からなり，軟骨や紡錘形細胞の増加がみられる。

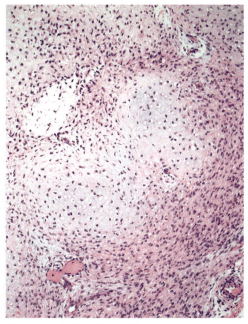

図104. 軟骨間葉性過誤腫 Chondromesenchymal hamartoma
軟骨の成熟程度はさまざまだが，異型はみられない。

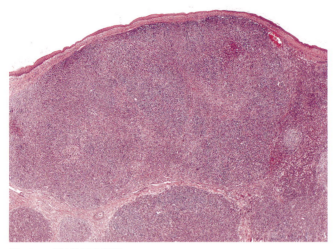

図 105. 唾液腺原基腫瘍 Salivary gland anlage tumor
腫瘍細胞の密な増生巣をみる。

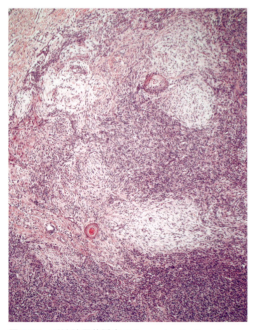

図 106. 唾液腺原基腫瘍 Salivary gland anlage tumor
腫瘍は上皮系細胞と間葉系紡錘形細胞の増生からなる。

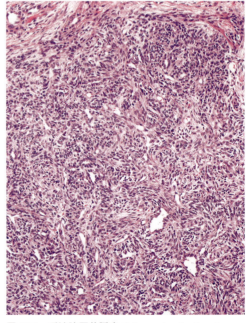

図 107. 唾液腺原基腫瘍 Salivary gland anlage tumor
紡錘形細胞による束状増生や，未熟な管腔様構造の形成がみられる。

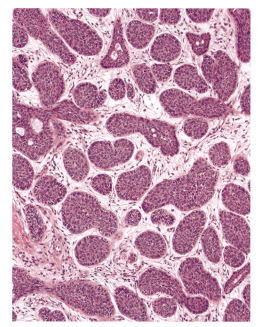

図 108. 唾液腺芽腫 Sialoblastoma
未熟な細胞ないし基底細胞様細胞が粘液腫様間質を背景に胞巣状に増生している。

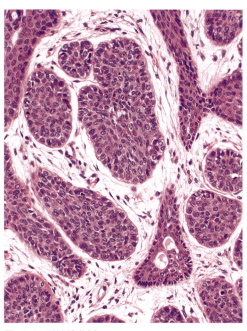

図 109. 唾液腺芽腫 Sialoblastoma
胞巣辺縁では柵状に細胞が配列している。一部では腺管が形成されている。

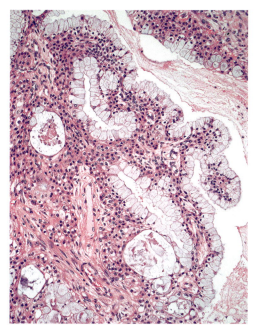

図 110. 粘表皮癌 Mucoepidermoid carcinoma
粘液細胞，上皮様細胞，中間細胞がさまざまな割合で混在するのが特徴である。

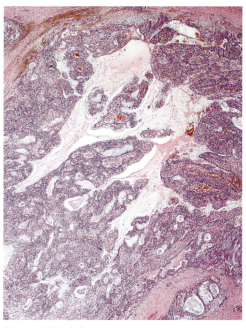

図 111. 粘表皮癌 Mucoepidermoid carcinoma
Low grade の腫瘍では，囊胞を呈する像が主体である。

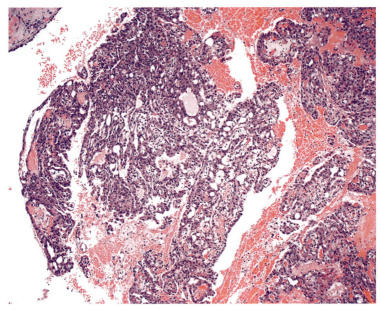

図 112. 腺房細胞癌 Acinic cell carcinoma
　　　　腫瘍細胞は，乳頭状-囊胞状などさまざまなパターンを呈して増生する。

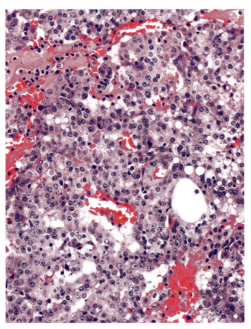

図 113. 腺房細胞癌 Acinic cell carcinoma
　　　　腺房細胞への分化や，空胞状を呈する腫瘍細胞がみられる。

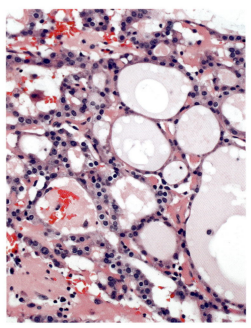

図 114. 腺房細胞癌 Acinic cell carcinoma
　　　　介在部導管様に分化する腫瘍細胞がみられる。

■甲状腺腫瘍

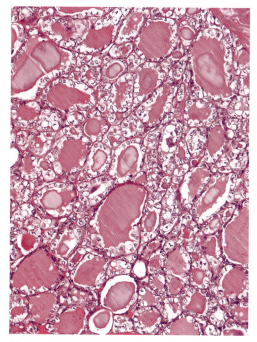

図 115. 濾胞型乳頭癌 Papillary carcinoma, follicular variant
淡明なすりガラス状核を有する腫瘍細胞が濾胞状に増殖し，しばしば核溝が認められる。（隈病院 廣川満良先生のご厚意による）

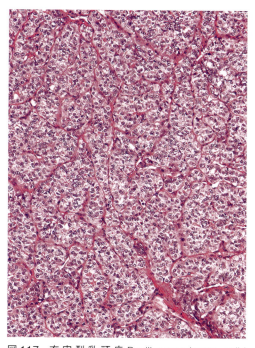

図 117. 充実型乳頭癌 Papillary carcinoma, solid variant
すりガラス状核をもつ腫瘍細胞が，充実性，索状に増殖している。（隈病院 廣川満良先生のご厚意による）

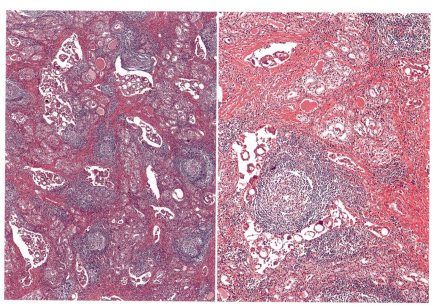

図 116. びまん性硬化型乳頭癌 Papillary carcinoma, diffuse sclerosing variant
砂粒体形成を伴う腫瘍のリンパ管内への浸潤と，リンパ濾胞の形成，線維化を認める。（隈病院 廣川満良先生のご厚意による）

■副腎腫瘍

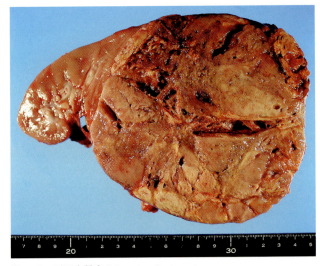

図118. 副腎皮質癌 Adrenal cortical carcinoma
割面は褐色～黄褐色を呈し，広範な壊死と出血が認められる。

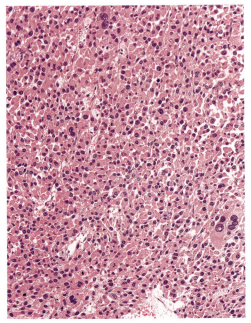

図119. 副腎皮質癌 Adrenal cortical carcinoma
好酸性の細胞質と類円形核を有する腫瘍細胞がびまん性に増殖し，索状構造は認められない。

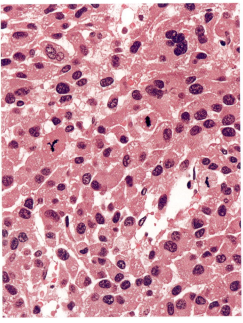

図120. 副腎皮質癌 Adrenal cortical carcinoma
多数の核分裂像がみられ，異型核分裂像も認められる。

■乳腺腫瘍

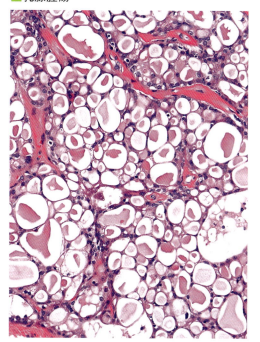

図121. 分泌癌 Secretory carcinoma
やや拡張した管腔内に好酸性分泌物が目立つ。

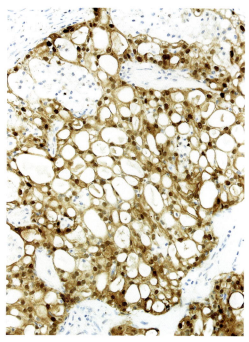

図122. 分泌癌 Secretory carcinoma
腫瘍細胞の多くはS100蛋白陽性である。

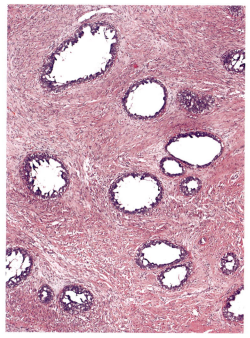

図123. 若年型線維腺腫 Juvenile fibroadenoma
線維性間質の中にやや拡張した腺管が散在性にみられる。

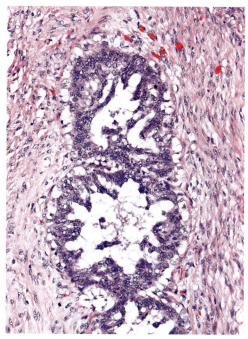

図124. 若年型線維腺腫 Juvenile fibroadenoma
異型に乏しい上皮が乳頭状に増殖している。間質は細胞密度がやや高い。

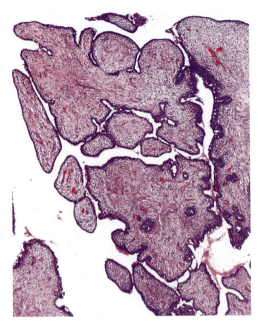

図125. 良性葉状腫瘍 Benign phyllodes tumor
上皮，間質がともに増殖し，いわゆる葉状パターンを呈する。

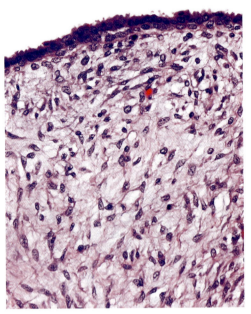

図126. 良性葉状腫瘍 Benign phyllodes tumor
間質の細胞密度は成人の線維腺腫よりも高い。核分裂像が散見される。

■ 心臓腫瘍

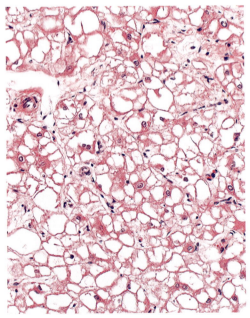

図127. 心横紋筋腫 Cardiac rhabdomyoma
細胞質の空胞変性が著明な大型の明るい腫瘍細胞が増殖している。また，核を中心として筋線維が放射状に伸びる"spider cell"も散見される。

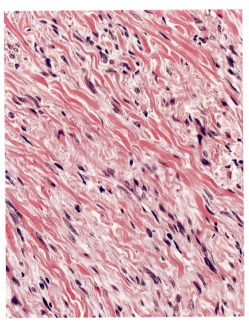

図128. 心線維腫 Cardiac fibroma
線維芽細胞様の紡錘形細胞が膠原線維性間質を伴いながら増殖している。

消化管腫瘍

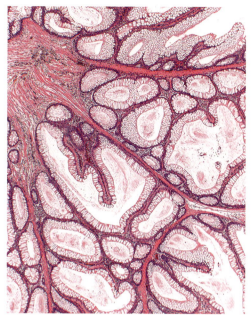

図129. ポイツ・イェガース症候群 Peutz-Jeghers syndrome
異型のない円柱上皮と樹枝状に分岐する粘膜筋板を認める。

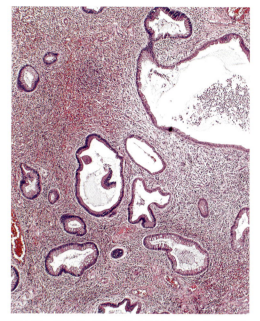

図130. 若年性ポリープ／ポリポーシス Juvenile polyp/polyposis
炎症性間質を背景に異型のない円柱上皮からなる嚢胞状に拡張した腺管を認める。

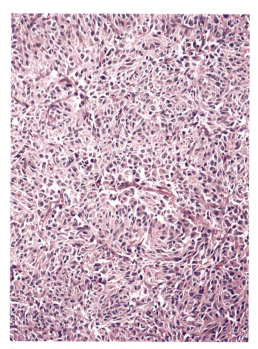

図131. 消化管間質腫瘍 Gastrointestinal stromal tumor（GIST）
卵円形核，好酸性の豊富な細胞質を有する類上皮様の腫瘍細胞を認める（類上皮型GIST）。

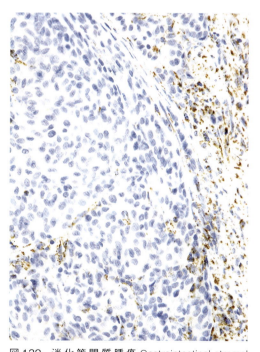

図132. 消化管間質腫瘍 Gastrointestinal stromal tumor（GIST）
間質はSDHB染色陽性となるが，腫瘍細胞には陰性である。（SDHB免疫染色）

■皮膚腫瘍

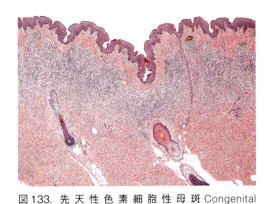

図133. 先天性色素細胞性母斑 Congenital melanocytic nevus
真皮内に母斑細胞が帯状に配列し，浅層の母斑細胞にはメラニンが豊富である。

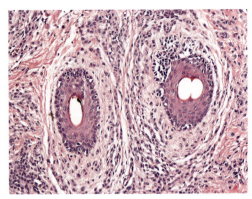

図134. 先天性色素細胞性母斑 Congenital melanocytic nevus
母斑細胞は毛包周囲にも分布し，毛包基底膜との境界部に胞巣を形成している。

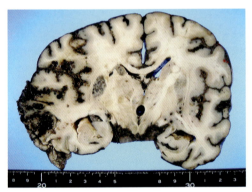

図135. 神経皮膚黒色症 Neurocutaneous melanosis
脳軟膜にびまん性に色素沈着を認める。

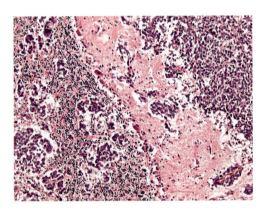

図136. 神経皮膚黒色症 Neurocutaneous melanosis
核の腫大した異型細胞が小脳実質に浸潤し，悪性黒色腫の病像を呈している。

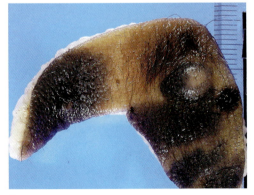

図137. Proliferative nodules in congenital melanocytic nevus
先天性色素細胞性母斑内に生じた5mm大の隆起性病巣。

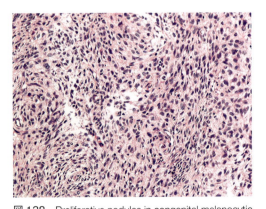

図138. Proliferative nodules in congenital melanocytic nevus
円形から多角形の異型メラノサイトが増生するが，核分裂像はほとんど認めない。

図譜 109

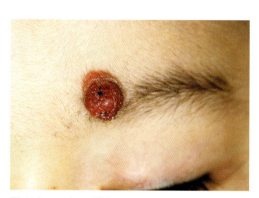

図139. スピッツ母斑 Spitz nevus
左眉毛部に赤褐色調のドーム状に盛り上がる境界明瞭な丘疹を認め，血管腫様の外観を示す。

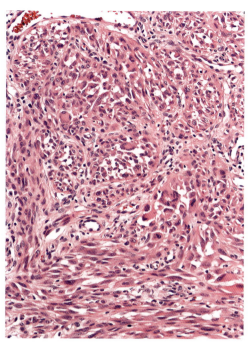

図140. スピッツ母斑 Spitz nevus
好酸性の豊富な細胞質をもつ紡錘型ないし卵円形核を有する細胞および類円形核をもつ上皮様細胞が増生する。多核の細胞も散見される。

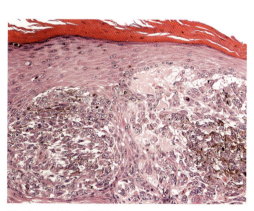

図141. スピッツ母斑 Spitz nevus
核小体明瞭な大型細胞が密に増生し，浅層の細胞には核分裂像も認められる。表皮基底部には好酸性のKamino小体を認める。

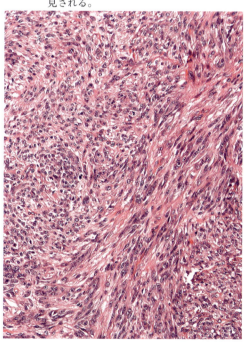

図142. 悪性黒色腫，Spitzoid型 Malignant melanoma Spitzoid type（真皮深部への進展部位）
スピッツ母斑に類似した細胞の増生を認めるが，深部の細胞に成熟傾向がみられず，核分裂像が散見される。

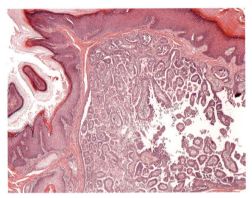

図143. 乳頭状汗管嚢胞腺腫 Syringocystadenoma papilliferum
角質の増加を伴った表皮の肥厚がみられ，毛囊漏斗部に相当する部分で，腺管状，乳頭状に増殖する病変を認める。

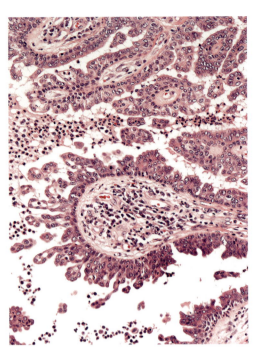

図144. 乳頭状汗管嚢胞腺腫 Syringocystadenoma papilliferum
図143の拡大像。内腔側に好酸性細胞質をもち断頭分泌像を伴う円柱状の細胞，基底膜側に小型立方状細胞が配列し，間質には形質細胞が目立つ。

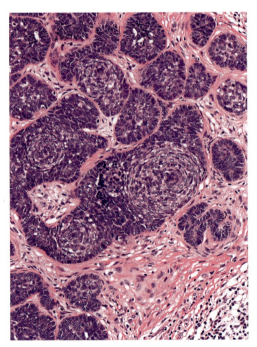

図145. 毛芽腫 Trichoblastoma
毛芽細胞様の細胞が増生し，辺縁部では，柵状に配列する。毛球部を模倣した構造を形成し，胞巣周囲に裂隙は認めない。

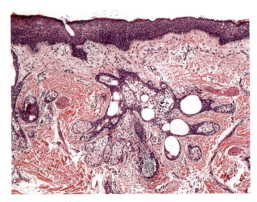

図146. 脂腺母斑 Sebaceous nevus
毛球様の構造を伴った未成熟で奇形的な毛囊を認め，脂腺は毛囊から放射状に不規則に配列する。

索引

太数字は説明のあるページ

あ
悪性黒色腫　55
アルキル化剤　59
炎症性筋線維芽細胞性腫瘍　32

か
化学療法　59
家族性大腸腺腫症　49
褐色細胞腫　44
顆粒膜細胞腫　24
カルチノイド　15, 34
奇形腫　13, 19
基底細胞癌　53
胸壁過誤腫　30
莢膜細胞腫　25
胸膜肺芽腫　33, 37
結節性硬化症　47
高インスリン血症　20
硬化性間質性腫瘍　26
硬化性腹膜炎　25
甲状腺腫瘍　40
合胞体栄養膜様巨細胞　8
呼吸器腫瘍　30
コハク酸脱水素酵素　50
混合型胚細胞腫瘍　16

さ
思春期過形成　47
脂腺上皮腫　57
脂腺母斑　57
ジャーミノーマ　8, 19
若年型顆粒膜細胞腫　24
若年型線維腺腫　46
若年性喉頭乳頭腫症　37
若年性乳頭腫症　46

若年性ポリープ　49
縦隔腫瘍　30
絨毛癌　12
漿液性腫瘍　28
消化管間質腫瘍　50
消化管腫瘍　48
上顎体　20
小細胞癌高カルシウム血症型　29
女性化乳房　26
心横紋筋腫　47
心奇形腫　48
神経外胚葉性腫瘍　15
神経皮膚黒色症　54
心線維腫　48
心臓腫瘍　47
髄様癌　41
スピッツ母斑　54
性索間質性腫瘍　23
成熟奇形腫　13
成人型顆粒膜細胞腫　25
性腺芽腫　24, 27
精母細胞性腫瘍　9
セミノーマ　8, 18, 19
セルトリ細胞腫　26
セルトリ・ライディッヒ細胞腫　25
線維腺腫　46
腺癌　49
先天性顆粒細胞腫　36
先天性巨大色素細胞性母斑由来の悪性黒色腫　56
先天性色素細胞性母斑　54
先天性傍気管支筋線維芽細胞性腫瘍　31
腺房細胞癌　38

た
体細胞性悪性成分を伴う奇形腫　16
胎児性癌　9
退縮性胚細胞腫瘍　18

唾液腺芽腫　38
唾液腺原基腫瘍　37
多胎芽腫　14, 17
多発性内分泌腫瘍症　43
単一型胚細胞腫瘍　8, 19
単一胚葉性奇形腫　15
ディスジャーミノーマ　8, 18, 19
低分化癌　42
停留精巣　21
テストステロン　26
頭頸部領域の腫瘍　36
トポイソメラーゼⅡ阻害剤　59

な
軟骨間葉性過誤腫　33, 37
二次がん　59
乳児黒色性神経外胚葉性腫瘍　36
乳腺腫瘍　45
乳頭癌　41
乳頭状汗管嚢胞腺腫　56, 57
粘液性癌　28
粘液性腫瘍　28
粘液腺腫　28
粘表皮癌　38
嚢胞性腎腫　33

は
肺癌　34
白金製剤　59
非絨毛癌性栄養膜細胞腫瘍　13
皮膚腫瘍　52
びまん性胎芽腫　10, 17
表皮母斑　53
副腎腫瘍　43
副腎皮質腫瘍　43
腹膜神経膠腫症　15
ブレンナー腫瘍　28
分泌癌　45
扁平上皮癌　53

ポイツ・イェガース症候群　26, 27, 49
放射線治療　59

ま
未熟奇形腫　14
未分化癌　42
毛芽腫　57
毛包上皮腫　57
毛母腫　57

や
葉状腫瘍　46

ら
ライディッヒ細胞腫　26
ラインケの結晶　26
卵黄嚢腫瘍　10, 16, 19, 20
ランゲルハンス細胞組織球症　32
卵巣甲状腺腫　15
輪状細管を伴う性索腫瘍　27
リンパ節神経膠腫症　15
濾胞癌　41

欧文

A
ACC　38
acinic cell carcinoma　38
adenocarcinoma　49
adrenal cortical tumor　43
adult granulosa cell tumor　25
ALK　32
ALK　32
anti-NMDAR　16
APC　49

B
basal cell carcinoma　53
BRD3（*BRD3-NUT*）　35
BRD4（*BRD4-NUT*）　35
BRG1　29

C
Call-Exner 小体　25
carcinoid　15, 34
cardiac fibroma　48
cardiac rhabdomyoma　47
cardiac teratoma　48
CCDC6-RET　42
chest wall hamartoma　30
chondromesenchymal hamartoma　37
choriocarcinoma　12
congenital granular cell tumor　36
congenital melanocytic nevus　54
congenital peribronchial myofibroblastic tumor　31
congenital pulmonary airway malformation　34

D
DICER1　25, 33, 37, 43
diffuse embryoma　10, 17
DOG1　39
dysgerminoma　8, 19

E
EBV-associated smooth muscle tumor　33
EBV 関連平滑筋腫瘍　33
embryonal carcinoma　9
epidermal nevus　53
ETV6-NRTK3　39, 45

F
familial adenomatous polyposis　49
FAP　49
fetal lung interstitial tumor　31
fetus-in-fetu　13
fibroadenoma　46
follicular carcinoma　41

G
Gardner 症候群　49
gastrointestinal stromal tumor　50
GCNIS　10, 17
germ cell neoplasia in situ　17
germinoma　8, 19
GIST　50
gliomatosis peritonei　15
gonadoblastoma　24, 27
granulosa cell tumor　24
growing teratoma syndrome　16

H
hamartin　47
HPV　37

I
i(12p)　21
IGCNU　17
immature teratoma　14
IMT　32
inflammatory myofibroblastic tumor　32

intratubular germ cell neoplasia, unclassified type　17
isochromosome 12p　21

J
juvenile fibroadenoma　46
juvenile granulosa cell tumor　24
juvenile laryngeal papillomatosis　37
juvenile papillomatosis　46
juvenile polyp　49

K
Kamino 小体　55
KIT　21

L
Langerhans cell histiocytosis　32
Leydig cell tumor　26
Li-Fraumeni 症候群　44, 59

M
Maffuci 症候群　24
malignant melanoma　55
mammary analogue secretary carcinoma　39
MASC　39
mature teratoma　13
MECT1-MAML2　35
medullary carcinoma　41
melanoma arising in giant congenital melanocytic nevus　56
melanotic neuroectodermal tumor of infancy　36
MEN　43
mixed germ cell tumors　16
monodermal teratomas　15
mucinous adenoma　28
mucinous carcinoma　28
mucinous tumor　28

mucoepidermoid carcinoma　38
multiple endocrine neoplasia　43

N
NCOA4-RET　42
neurocutaneous melanosis　54
neuroectodermal-type tumors　15
NF1　44
nodal gliomatosis　15
non-choriocarcinomatous trophoblastic tumors　13
NSD3-NUT　35
NUT　35
NUT　35
NUT carcinoma　35

O
Ollier 病　24

P
papillary carcinoma　41
Peutz-Jeghers syndrome　49
pheochromocytoma　44
phyllodes tumor　46
pilomatricoma　57
pleuropulmonary blastoma　33
polyembryoma　14, 17
polymorphism　59
poorly differentiated carcinoma　42
PPB　33
proliferative nodules in congenital melanocytic nevus　54
PTCH1　53
pubertal hypertrophy　47

R
regressed germ cell tumors　18
RET　32, 42, 44
ROS1　32

S
salivary gland anlage tumor　37
Schiller-Duval body　11
sclerosing peritonitis　25
sclerosing stromal tumor　26
SCTAT　27
SDHB　44, 51
sebaceous nevus　57
secretory carcinoma　45
seminoma　8, 19
serous tumor　28
Sertoli cell tumor　26
Sertoli-Leydig cell tumor　25
sex cord-stromal tumors　23
sex cord tumor with annular tubules　27
sialoblastoma　38
small cell carcinoma, hypercalcemic type　29
SMARCA4　29
spermatocytic tumor　9
Spitz nevus　54
squamous cell carcinoma　53
STGC　8
STK11/LKB1　49
struma ovarii　15
succinate dehydrogenase　50
syncytiotrophoblastic giant cell　8
syringocystadenoma papilliferum　56

T

teratoma 13, 19
teratoma with somatic-type malignancy 16
thecoma 25
TP53 44, 59
trichoblastoma 57
trichoepithelioma 57
TSC1 47
TSC2 47
TSPY 27
tuberin 47
tumors of a single histological type, pure forms 8, 19
Turcot 症候群 49

U

undifferentiated (anaplastic) carcinoma 42

V

VHL 44

Y

Yolk sac tumor 10, 19

β-catenin 26, 41

―MEMO―

―MEMO―

小児腫瘍組織カラーアトラス第7巻
胚細胞腫瘍およびその他の
臓器特異的希少腫瘍 定価(本体7,000円+税)

2017年4月27日　第1版第1刷発行

| 編　者 | 日本病理学会小児腫瘍組織分類委員会 |

発行者　福村　直樹

発行所　**金原出版株式会社**

〒113-0034　東京都文京区湯島2-31-14
電話　編集(03)3811-7162
　　　営業(03)3811-7184
FAX　　(03)3813-0288　　　　　ⓒ日本病理学会2017
振替口座　00120-4-151494　　　　　検印省略
http://www.kanehara-shuppan.co.jp/　　*Printed in Japan*

ISBN 978-4-307-17071-0　　　印刷／横山印刷　製本／永瀬製本所

JCOPY <(社)出版者著作権管理機構 委託出版物>

本書の無断複製は著作権法上での例外を除き禁じられています。複製される場合は，そのつど事前に，(社)出版者著作権管理機構(電話 03-3513-6969, FAX 03-3513-6979, e-mail：info@jcopy.or.jp)の許諾を得てください。

小社は捺印または貼付紙をもって定価を変更致しません。
乱丁，落丁のものはお買上げ書店または小社にてお取り替え致します。

小児腫瘍組織カラーアトラス 既刊
日本病理学会小児腫瘍組織分類委員会 編

WHO分類を基本としたわが国初めてのアトラス!!

第1巻 悪性リンパ腫、白血病および関連病変

◆B5判 136頁 2図 カラー114図 ◆定価(本体6,200円+税) ISBN978-4-307-17049-9

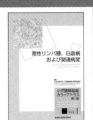

INPCによる組織分類を全面的に取り入れたアトラス!!

第2巻 神経芽腫群腫瘍 －国際分類INPCによる－

◆B5判 92頁 2図 カラー84図 ◆定価(本体5,800円+税) ISBN978-4-307-17051-2

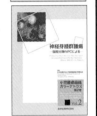

わが国で初めて骨および軟部腫瘍を一体にして記載!!

第3巻 骨軟部腫瘍

◆B5判 168頁 16図 カラー129図 ◆定価(本体8,000円+税) ISBN978-4-307-17052-9

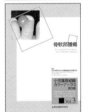

蓄積された新知見を美しいアトラスで,わかりやすく解説!!

第4巻 小児腎腫瘍

◆B5判 112頁 5図 カラー122図 ◆定価(本体6,000円+税) ISBN978-4-307-17056-7

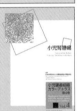

国際的な組織分類に基づき,新知見を踏まえて解説したアトラス!!

第5巻 肝臓・胆嚢・膵臓腫瘍

◆B5判 112頁 4図 カラー108図 ◆定価(本体6,000円+税) ISBN978-4-307-17060-4

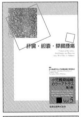

適切な治療法を選択するための病理診断に役立つ実践的アトラス!!

第6巻 中枢神経系腫瘍

◆B5判 136頁 19図 カラー163図 ◆定価(本体7,000円+税) ISBN978-4-307-17067-3

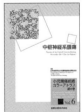

金原出版 〒113-0034 東京都文京区湯島2-31-14 TEL03-3811-7184(営業部直通) FAX03-3813-0288
本の詳細、ご注文等はこちらから→ http://www.kanehara-shuppan.co.jp/